江西常见中草药图谱

饶 军 郑小吉 主编

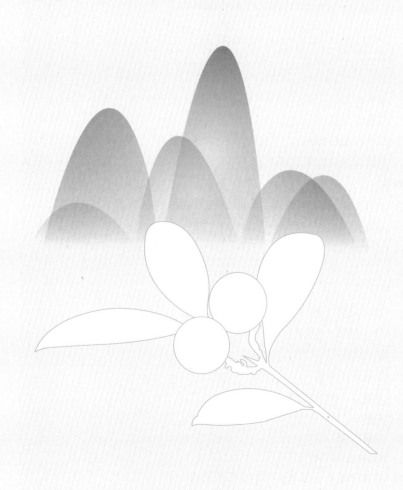

中国医药科技出版社

内容提要

本书收载江西常见中草药400种，每种中草药内容包括中药名、别名、来源、辨认要点、性味、功效及应用。全书采取图文对照形式编排，彩色照片由原植物和中药材嵌合组成，达到原植物形态、自然生境与摄影艺术完美结合，具有很好的艺术欣赏性、实用性和收藏价值。

本图谱适合高等、中等中医药院校中药、药剂、中医等专业，以及中医药工作者野外采药识药参考，是终身学习中草药、认识中草药的实用书，是综合高校生物专业识别植物的良好参考用书，也可作为研究和应用江西中草药资源的重要工具书。

图书在版编目（CIP）数据

江西常见中草药图谱 / 饶军，郑小吉主编 . — 北京：中国医药科技出版社，2018.4
ISBN 978-7-5067-5915-1

Ⅰ . ①江… Ⅱ . ①饶… ②郑… Ⅲ . ①中草药—江西—图谱 Ⅳ . ① R282-64

中国版本图书馆 CIP 数据核字（2018）第 050692 号

美术编辑	陈君杞
版式设计	锋尚设计
出版	中国医药科技出版社
地址	北京市海淀区文慧园北路甲 22 号
邮编	100082
电话	发行：010-62227427 邮购：010-62236938
网址	www.cmstp.com
规格	787×1092mm ¹/₁₆
印张	13 ¹/₂
字数	242 千字
版次	2018 年 4 月第 1 版
印次	2018 年 4 月第 1 次印刷
印刷	北京盛通印刷股份有限公司
经销	全国各地新华书店
书号	ISBN 978-7-5067-5915-1
定价	69.00 元

编委会

主　编

饶　军　东华理工大学

郑小吉　广东江门中医药职业学院

副主编

魏韶锋　江西中医药大学

徐幼华　江西中医药高等专科学校

叶成海　广东茂名山阁卫生院

黄文华　抚州市卫生和计划生育委员会

周　敏　赣南卫生健康职业学院

芮　成　江西省医药学校

编　委（以姓氏笔画为序）

刘　云　广州大参林连锁药店（南昌市）

许庆矗　江西省吉安市盘谷卫生院

孙立永　广东江门中医药职业学院

李　琳　江西中医药高等专科学校

李小平　井冈山大学

邹平鸿　九江市濂溪区血吸虫病防治站

陈祖明　江西中医药高等专科学校

杨　群　九江市食品药品检验所

罗小兵　江西中医药高等专科学校

欧阳霄妮　广东江门中医药职业学院

涂爱国　江西中医药高等专科学校

袁旭美　广东江门中医药职业学院

龚小娇　赣南卫生健康职业学院

郭琦丽　江西卫生职业学院

谢　欢　江西中医药大学科技学院

彭秀丽　广东江门中医药职业学院

詹晓如　广东江门中医药职业学院

廖梅香　赣南医学院

　　江西简称"赣"，位于中国东南部，地处亚热带中部，长江中下游南岸，襟江带湖，山多水众，地形复杂，气候温和，土壤肥润。中亚热带季风气候创造的优越自然条件，非常适于植物生长繁衍，从而孕育了江西独特的植物区系。这里除分布有中亚热带地带植物外，还荟萃有大量北上的热带植物和南下的暖温带植物，形成了江西多样且多彩的野生植物资源。根据几代植物学、中药学等工作者经过数十年的考察资料统计，江西有高等植物5000余种，药用植物资源有3600余种，其中有省产地道药材栀子、车前子、泽泻、莲子、陈皮、枳壳、前胡、香薷、吴茱萸、汉防己、钩藤、夏天无、草珊瑚等20余种。

　　江西中草药研究历史悠久，积累了大量的经验和典籍，在中药炮制和用药方法方面尤胜，形成了建昌帮和樟树帮等江西帮中药炮制流派，更有"药不过樟树不齐、药不到建昌不灵"的赞誉。为了总结、继承和推广前人的成果，我们组织了江西本地的大中专院校专家、医药企业专家、医院专家，他们具有丰富的中草药研究治学经历，在广泛搜集典籍的基础上结合自身研究工作经验，坚持法承传统又高于传统的原则，编撰了本书。

　　本书以实用为宗旨，共收载江西常见中草药400种，全书采取图文对照形式编排，彩色照片由原植物和中药材嵌合组成。每种中草药内容包括中药名、别名、来源、辨认要点、性味、功效及应用。本书取材广泛而精心，图例丰富而优美，记述严谨而独特，资料详尽而权威，其编纂、收集、筛选、拍摄等过程历时多年，原植物照片是经过三十多年野外拍摄积累而得，中药材标本也是主编采集，并拍摄成照片，主编在专业和摄影上具有很高造诣，摄影照片达到原植物与摄影艺术完美结合，具有很好的艺术欣赏性、实用性和收藏价值。

　　本图谱适合高等、中等中医药院校中药、药剂、中医等专业，以及中医药工作者野外采药识药参考，是终身学习中草药、认识中草药的实用书，也可作为综合高校生物专业识别植物的参考用书。本书的编写工作，得到东华理工大学、江西中医药高等专科学校、广东江门中医药职业学院等学校的大力支持，在此表示感谢！

　　由于知识水平有限，编写过程中难免存在错误和疏漏，恳请读者给予批评指正。

本书编委会

2018年1月

目录 | CONTENTS

目录 | CONTENTS

目录 | CONTENTS

蛹虫草

【性味功效】甘、平。补肺阴、补肾阳。

【应用】用于治疗肾虚、阳痿遗精、腰膝酸痛、病后虚弱。

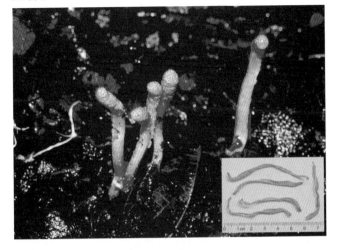

【别名】北冬虫夏草、北虫蛹草、北蛹虫草。

【来源】为虫草科真菌蛹虫草 *Cordyceps militaris*（L.）Fr.的子实体。

【辨认要点】菌丝为子囊菌。子实体为橘黄色或橘红色的顶部略膨大的呈棒状的子座，子座单生或数个一起从寄生蛹体的头部或节部长出，颜色为橘黄或橘红色，全长2~8cm，成熟后形成子囊孢子。蛹体颜色为紫色，长1.5~2cm。

蝉花

【性味功效】甘，寒。疏散风热；透疹；熄风止痉；明目退翳。

【应用】用于治疗惊痫、心悸、小儿夜啼、久翳不退、疟疾。

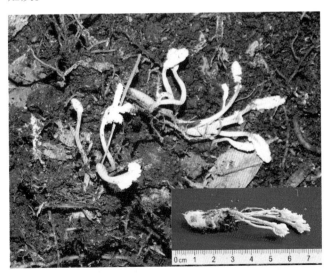

【别名】蝉蛹草、蛹茸、蝉茸菌、虫花。

【来源】为虫草科真菌蝉花 *Isaria cicadae* Miq.的子实体。

【辨认要点】菌核形状长肾形，微弯曲，长2.5~3.5cm，直径1~14cm，形似蝉的幼虫。虫体头部具1~2枚棒状子座也称孢梗束，长条形或卷曲，分枝或不分枝，长3~7cm，直径3~4mm，原生态蛋清色，干燥后乳白色，也有的为黑褐色，顶端稍膨大，表面有粉状蝉花孢子粉，形似花朵。

树舌

【别名】赤色老母菌、扁芝、梨菌、枫树芝、木灵芝。

【来源】为灵芝科真菌树舌灵芝 *Ganoderma applanatum*（Pers.）Pat. 的子实体。

【辨认要点】子实体多年生，侧生无柄，木质或近木栓质。菌盖扁平，半圆形、扇形，长（5~30）cm×宽（6~50）cm，厚2~15cm，盖面皮壳灰白色至灰褐色，有明显的同心环棱和环纹；盖缘薄而锐，有时钝，全缘或波状。菌管多层，管口

圆形，在各层间夹有一层薄的菌丝层。孢子卵圆形，一端有截头壁双层。

【性味功效】微苦；平。消炎抗癌。

【应用】用于治疗咽喉炎、食管癌、鼻咽癌。

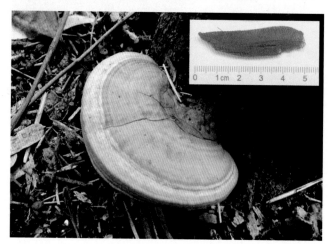

灵芝

【别名】灵芝草、菌灵芝、木灵芝。

【来源】为灵芝科真菌灵芝 *Ganoderma lingzhi* Sheng H.Wu et al.的干燥子实体。

【辨认要点】菌盖木栓质，肾形，红褐、红紫或暗紫色，长［3~7（20）］cm×宽［5~9（20）］cm，有环状棱纹和辐射状皱纹，下面有无数小孔，管口呈白色或淡褐色，管口圆形，内壁为子实层，孢子产生于担子顶端。菌柄侧生，长于菌盖直径，紫褐色至黑色，有漆样光泽，

坚硬。孢子卵圆形，壁两层，内壁褐色，表面有小疣。

【性味功效】甘，平。补气安神，止咳平喘。

【应用】用于治疗眩晕不眠、心悸气短、虚劳咳喘等。

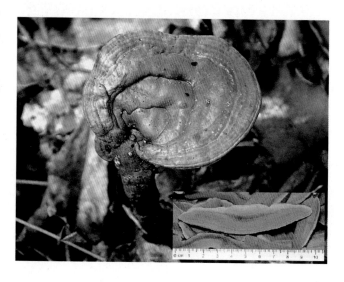

紫芝

【别名】紫灵芝、黑芝、中国灵芝、木芝、灵芝草。

【来源】为灵芝科真菌紫芝*Ganoderma sinense* J.D. Zhao et al.的子实体。

【辨认要点】菌盖木栓质，多呈半圆形至肾形，少数近圆形，长宽3~6（25）×4~8（25）cm，表面黑色，具漆样光泽，有环形同心棱纹及辐射状棱纹。菌肉锈褐色。菌管管口与菌肉同色，管口圆形，每毫米5个。菌柄侧生，长可达15cm，直径约2cm，黑色，有光泽。孢子广卵圆形，内壁有显著小疣。

【性味功效】淡、温，稍苦。能补中强智、宁心益胃。

【应用】用于治疗神经衰弱、失眠、胃痛、消化不良，解菌毒，有一定的抗癌作用。

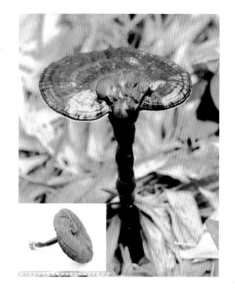

硫黄菌

形，近球形，光滑无色。

【性味功效】甘，温。补益气血。

【应用】用于治疗气血不足。

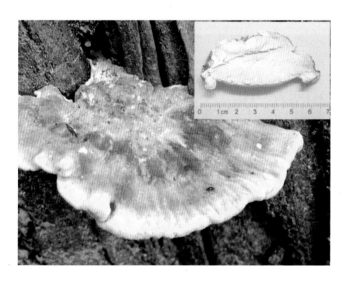

【别名】硫黄多孔菌、硫色多孔菌。

【来源】为拟层孔菌科真菌硫磺菌*Laetiporus sulphureus*（Fr.）Murril.的子实体。

【辨认要点】子实体大型，初期瘤状。菌盖覆瓦状排列，半圆形或扇形，无柄，长（3~28）cm×宽（3~30）cm，厚0.5~2cm，表面硫黄色至鲜橙色，有细绒或无，有皱纹，边缘薄而锐，波浪状至瓣裂。菌肉白色或浅黄色，管孔硫黄色，干后褪色，孔口多角形。孢子卵

茯苓

【别名】茯苓个、茯苓皮、茯苓块、赤茯苓、白茯苓。

【来源】为多孔菌科真菌茯苓*Poria cocos*（Schw.）Wolf的干燥菌核。

【辨认要点】菌核为不规则的块状、球形、卵形、椭圆形等，大小不等，大者直径可达30cm以上。外被厚而多皱褶的皮壳，深褐色；内部白色或淡粉红色，粉粒状。子实体生于菌核表面，全平伏，白色，肉质。菌管密长壁薄，管口圆形、多角形或不规则形，口缘裂为齿状。

【性味功效】甘、淡，平。利水渗湿，健脾宁心。

【应用】用于治疗水肿尿少、痰饮眩悸、脾虚食少、便溏泄泻、心神不安、惊悸失眠。

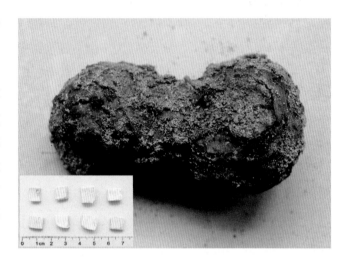

裂褶菌

【别名】白参、树花、天花菌、八担柴。

【来源】为裂褶菌科真菌裂褶菌*Schizophyllum commune* Fr.的子实体。

【辨认要点】子实体覆瓦状叠生。菌盖无柄，侧生，革质，扇形或肾形，直径0.6~4cm。盖面白色至灰白色，有绒毛，常有环纹；盖缘反卷，有多数裂瓣。菌肉薄干、韧，白色带褐色。菌褶幅窄，从基部放射而出，有长短不同的三种褶。孢子印白色。孢子长椭圆形，无色。

【性味功效】甘，性平。滋补强身，止带。

【应用】用于治疗体虚气弱、带下等。

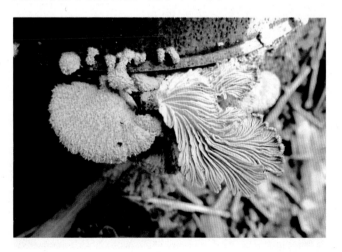

竹黄

无色或近无色，成堆时柿黄色。

【性味功效】甘，寒。清热豁痰，凉心定惊。

【应用】用于治疗热病神昏谵妄、中风痰迷不语、小儿惊风抽搐、癫痫。

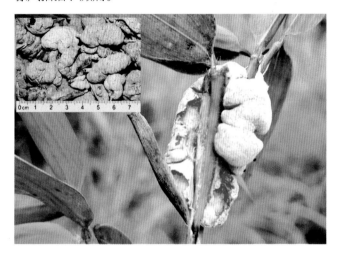

【别名】淡竹黄、竹三七、血三七、竹参。

【来源】为竹黄属真菌竹黄*Shiraia bambusicola* Henn.的子座。

【辨认要点】子座呈不规则瘤块状，幼时白色，后变成粉红色或灰蓝色相杂，初期表面平滑，后期有龟裂，肉质，渐变为木栓质，长1.5~4cm，宽1~2.5cm。子囊壳近球形，埋生于子座内，子囊长圆柱状，子囊孢子单行排列，长方形至梭形，两端多尖锐，有纵横隔膜，

云芝

灰黑色，圆形至多角形。菌肉白色，纤维质。孢子圆筒状，无色。

【性味功效】甘、淡，微寒。健脾利湿，止咳平喘，清热解毒，抗肿瘤。

【应用】用于治疗慢性肝炎、肝硬化、慢性支气管炎、肿瘤、类风湿关节炎、白血病。

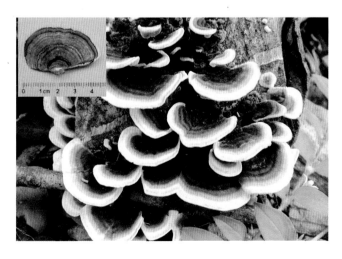

【别名】彩绒革盖菌、杂色云芝、灰芝、多色牛肝菌、千层蘑。

【来源】为多孔菌科真菌云芝栓孔菌*Trametes versicolor*（L.）Lloyd的干燥子实体。

【辨认要点】子实体革质至半纤维质，侧生无柄，常围成莲座状。菌盖半圆形至贝壳形，长宽（2~6）cm×（3~10）cm，厚1~3mm，初白色，渐变为深色，密生细绒毛，构成云纹状的同心环纹，盖缘薄而锐、波状，色淡。菌管口初期白色，渐变为黄褐色至淡

地钱

【别名】巴骨龙、脓痂草、米海苔、地梭罗、龙眼草。

【来源】为地钱科植物地钱 *Marchantia polymorpha* L.的全草。

【辨认要点】叶状体扁平，带状，多回二歧分枝，淡绿色或深绿色，宽约1cm，长可达10cm，边缘略具波曲，多交织成片生长。背面具六角形气室，气孔口为烟囱型。腹面具6列紫色鳞片，鳞片尖部有呈心脏形的附着物；假根密生鳞片基部。雌雄异株。

【性味功效】淡，凉。解毒，祛瘀，生肌。

【应用】用于治疗烧烫伤、骨折、毒蛇咬伤、疮痈肿毒、臁疮、癣。

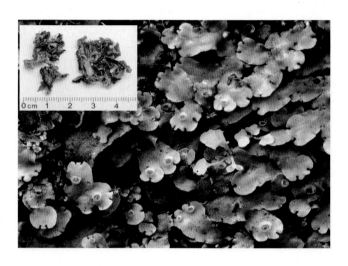

金发藓

【别名】土马鬃、独根草、小松柏。

【来源】为金发藓科植物大金发藓 *Polytrichum commune* Hedw.的全草。

【辨认要点】植株高3~20cm，暗绿色至棕红色，硬挺，丛生或散生，湿时似松杉幼苗。茎直立，下部密生假根，上部深绿色。叶丛生于上部，向下叶渐小而渐疏，上部叶较大，具长卵形明显鞘部，叶片骤狭，长披针形，尖端卷曲，边缘具密锐齿，中肋强；背面前部中央具微齿，腹面具多数栉片。雌雄异株。

【性味功效】甘，寒。滋阴补虚。

【应用】用于治疗肺病咳嗽、吐血、盗汗。

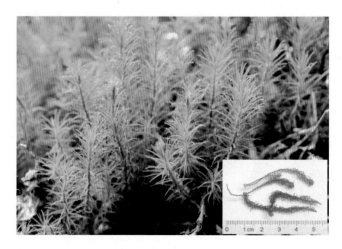

蛇足石杉

【别名】蛇交子、毛青杠、虱子草、生扯拢、蛇足草。

【来源】为石杉科蛇足石杉*Huperzia serrata*（Thunb. ex Murray）Trev.的全草。

【辨认要点】植株高10~20cm。茎下部斜升至平卧，上部直立，具少数二歧式分枝，枝端常具芽孢。叶互生，倒披针形，基部变狭，先端短渐尖，边缘有不整齐锯齿，具明显中脉。叶腋单生孢子囊，孢子囊扁肾形，横生，两端超出叶缘，淡黄色，光滑，横裂。孢子三面凹棱形，黄色。

【性味功效】性平，味苦、辛、微甘。清热解毒、生肌止血、散瘀消肿。

【应用】用于治疗跌打损伤、瘀血肿痛、内伤出血，外用治痈疔肿毒、毒蛇咬伤、烧烫伤等。

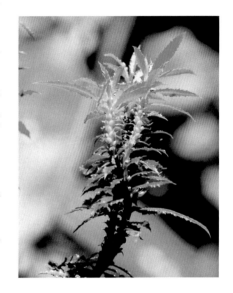

伸筋藤

排列，先端急尖，边缘膜质，具不规则锯齿。

【性味功效】甘，平。驱风解毒、收敛止血、舒筋通络、镇咳利尿。

【应用】用于治疗关节痛、四肢麻木、肝炎、痢疾、风疹、便血、小儿惊厥等。

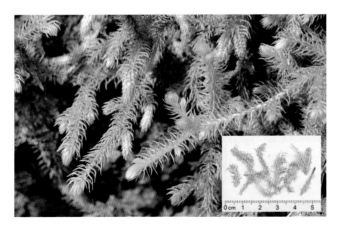

【别名】过山龙、水杉、灯笼石松、舒筋草。

【来源】为石松科植物垂穗石松*Palhinhaea cernua*（L.）Vasc.et Franco的全草。

【辨认要点】主茎直立，圆柱形，叶螺旋状排列，稀疏，侧枝上斜；侧枝及小枝上的叶螺旋状排列，钻形至线形，基部下延，无柄，先端渐尖，边缘全缘，表面有纵沟。孢子囊穗单生于小枝顶端，下垂，孢子囊短圆柱形，无柄；孢子叶卵状菱形，覆瓦状

翠云草

【别名】剑柏、蓝地柏、地柏叶、伸脚草、烂皮蛇。

【来源】为卷柏科植物翠云草 *Selaginella uncinata*（Desv.）Spring的全草。

【辨认要点】主茎伏地蔓生，有细纵沟，侧枝疏生并多次分叉，分枝处常生不定根。叶二型，侧叶卵形，基部偏斜心形；中叶质薄，斜卵状披针形，基部偏斜心形。孢子囊穗四棱形，单生于小枝顶端；孢子叶卵圆状三角形，先端长渐尖，龙骨状。孢子囊圆肾形，孢子二型。

【性味功效】甘、淡，凉。清热利湿，止血，止咳。

【应用】用于治疗急性黄疸型肝炎、肠炎、泌尿系感染；外用治疔肿、跌打损伤等。

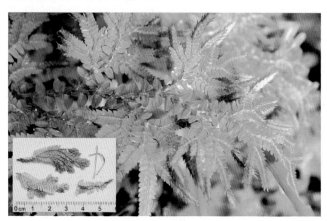

卷柏

【别名】还魂草、一把抓、老虎爪、长生草、万年松。

【来源】为卷柏科植物卷柏 *Selaginella tamariscina*（P.Beauv.）Spring的全草。

【辨认要点】多年生草本，高5~15cm。主茎短或长，直立。枝丛生，干后拳卷，密被覆瓦状叶，各枝扇状分枝至23回羽状分枝。叶小，异型，交互排列；侧叶披针状钻形；中叶两行，卵圆披针形，先端有长芒，斜向，边缘有微锯齿，中脉在叶上面下陷。孢子囊穗生于枝顶，四棱形，孢子叶三角形，孢子囊肾形。

【性味功效】辛，平。活血通经，化瘀止血。

【应用】用于治疗经闭痛经、癥瘕痞块、跌扑损伤；炭用于治疗吐血、崩漏、便血、脱肛。

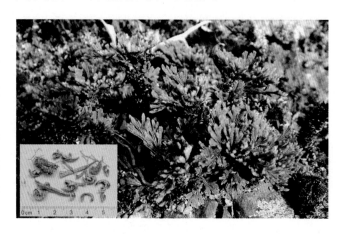

节节草

【性味功效】甘、微苦，平。清热，利尿，明目退翳，祛痰止咳。

【应用】用于治疗目赤肿痛、角膜云翳、肝炎、咳嗽、支气管炎、泌尿系感染。

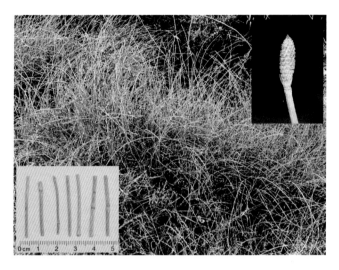

【别名】土木贼、锁眉草、笔杆草。

【来源】为木贼科植物节节草*Equisctum ramosissimum* Desf.的全草。

【辨认要点】多年生，根茎黑褐色。枝一型，高20~60cm，中部直径13mm，节间长2~6cm，绿色，主枝多在下部分枝，常形成簇生状。主枝有脊，鞘筒狭长达1cm，鞘齿5~12枚，三角形，边缘（有时上部）为膜质，基部扁平或弧形。侧枝圆柱状，有脊，鞘齿5~8个，披针形。孢子囊穗短棒状或椭圆形，无柄。

海金沙

状，卵形，每盖下生一横卵形的孢子囊。

【性味功效】甘、咸，寒。清利湿热，通淋止痛。

【应用】用于治疗热淋、砂淋、石淋、血淋、膏淋、尿道涩痛。

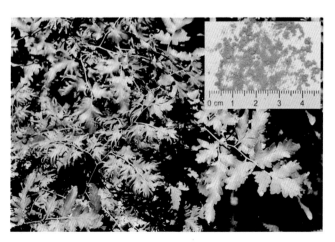

【别名】金沙藤、左转藤、蛤蟆藤、罗网藤、吐丝草。

【来源】为海金沙科植物海金沙*Lygodiumjaponicum*（Thunb.）Sw.的干燥成熟孢子。

【辨认要点】多年生攀援草本。根茎细而匍匐，被细柔毛。茎细弱、呈干草色，有白色微毛。叶为1~2回羽状复叶；能育羽片卵状三角形；不育羽片尖三角形。孢子囊生于能育羽片的背面，在2回小叶的齿及裂片顶端成穗状排列，孢子囊盖鳞片

乌蕨

【别名】大叶金花草、小叶野鸡尾、蝥蚱参、细叶凤凰尾。

【来源】为鳞始蕨科植物乌蕨*tenoloma chusanum* Ching的全草或根状茎。

【辨认要点】根状茎短而横走。叶片披针形，先端渐尖，基部不变狭，四回羽状，羽片15~20对，互生，下部三回羽状。叶脉上面不显，下面明显，在小裂片上二叉分枝。孢子囊群边缘着生，每裂片上一枚或二枚，顶生1~2条细脉上；囊群盖灰棕色，半杯形，宽，与叶缘等长，近全缘或多少啮蚀，宿存。

【性味功效】微苦，寒。清热，解毒，利湿，止血。

【应用】用于治疗感冒发热、肠炎、痢疾、肝炎、湿热带下、痈疮肿毒、皮肤湿疹、吐血、尿血。

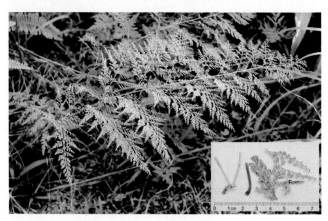

半边旗

【别名】半边蕨、单片锯、半边牙、半边梳、半边风药。

【来源】为凤尾蕨科植物半边旗*Pteris semipinnata* L.的全草。

【辨认要点】多年生草本，根茎匍匐，密被狭披针形鳞片。叶簇生，近革质，两面无毛，卵状披针形；二回半边深裂；顶生羽片阔披针形至长三角形，上部羽状深裂达于叶轴；下部约在2/3处有近对生的半羽状羽片4~8对，半三角形而略呈镰刀状；叶脉明显，单出或分枝。孢子囊群线形，连续排列于叶缘，子囊群盖线形，膜质。

【性味功效】苦、辛，凉。清热解毒，消肿止痛。

【应用】用于治疗细菌性痢疾、黄疸型肝炎；外用治跌打损伤、疮疡疖肿、毒蛇咬伤。

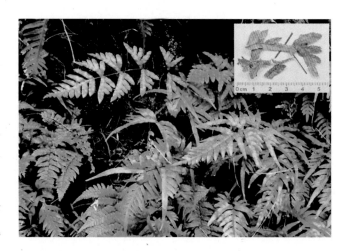

【性味功效】淡、微苦，凉。清热利湿，解毒止痢，凉血止血。

【应用】用于治疗痢疾，黄疸，疔疮肿毒，淋巴结核，蛇虫咬伤，吐血，尿血，便血。

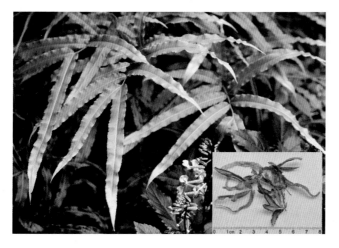

凤尾草

【别名】井口边草、金鸡尾、百脚草、鸡脚草。

【来源】为凤尾蕨科植物井栏边草 *Pteris multifida* Poir的全草。

【辨认要点】多年生草本，根茎密被线状鳞片。叶丛生，孢子叶2回羽状分裂，羽片3~7对，上部的羽片无柄，不分裂，下部的羽片有柄，羽状分裂或基部具1~2裂片；营养叶较小，2回小羽片较宽，线形或卵圆形。孢子囊群线形，孢子囊群盖稍超出叶缘。

圆形，膜质，灰白色，全缘。

【性味功效】苦，寒。清热解毒，利湿止血。

【应用】用于治疗风热感冒、咽痛、泄泻、痢疾、湿热黄疸、吐血、便血、烫火伤等。

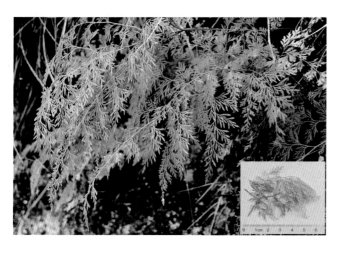

小野鸡尾

【别名】野鸡尾、海风丝、凤尾蕨、乌蕨、野黄连。

【来源】为中国蕨科植物野雉尾金粉蕨*Onychium japonicum*（Thunb.）Kze的干燥全草。

【辨认要点】多年生草本。根茎疏被红棕色鳞片。叶散生，基部褐棕色，略有鳞片，向上光滑；叶片卵状披针形，四回羽状细裂；羽片互生，基部一对最大，三回羽裂；末回能育小羽片线状披针形，有不育的急尖头。孢子囊群盖线形或短长

贯众

【别名】公鸡头、小野鸡尾、地良姜、鸡头枣。

【来源】为鳞毛蕨科植物贯众 *Cyrtomium fortunei* J.Sm 的干燥根茎。

【辨认要点】多年生草本。根茎连同叶柄基部密被黑褐色、阔卵状披针形大鳞片。叶簇生，叶柄向上被疏鳞片；叶片长圆形至披针形，基部不缩狭，一回羽状；羽片有短柄，边缘有细锯齿；叶脉网状。孢子囊群生于内藏小脉先端，散生于羽片背面；囊群盖圆盾形，棕色，全缘。

【性味功效】苦、涩，寒。清热解毒，凉血祛瘀，驱虫。

【应用】用于治疗感冒、热病斑疹、痢疾、便血、崩漏、跌打损伤、肠道寄生虫等。

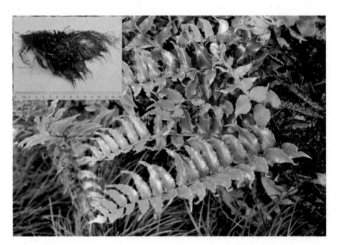

石韦

【别名】石莘、飞刀剑、肺心草、蜈蚣七、七星剑。

【来源】为水龙骨科植物石韦 *Pyrrosia lingua*（Thunb.）Farwell 的干燥全草。

【辨认要点】附生，根状茎长而横走，密被披针形鳞片。叶二型，能育叶比不育叶长得高而较狭窄，主脉下面稍隆起。孢子囊群近椭圆形，在侧脉间整齐成多行排列，布满整个叶片下面，初时为星状毛覆盖而呈淡棕色，成熟后孢子囊开裂外露而呈砖红色。

【性味功效】甘、苦，微寒。利水通淋，清肺泄热。

【应用】用于治疗淋痛、尿血、尿路结石、肾炎、肺热咳嗽等。

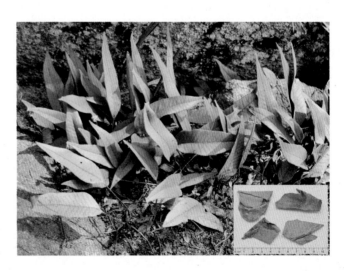

骨碎补

大量腺毛。

【性味功效】苦，温。补肾，活血，止血。

【应用】用于治疗肾虚久泻及腰痛、风湿痹痛、跌打闪挫。

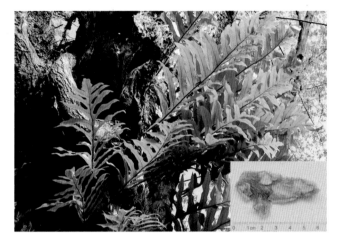

【别名】猴姜、过山龙、申姜、石岩姜、地蜈蚣。

【来源】为槲蕨科植物槲蕨*Drynaria roosii* Nakaike的干燥根茎。

【辨认要点】附生。根状茎密被鳞片。叶二型，基生不育叶圆形，基部心形，浅裂，边缘全缘；可育叶片深羽裂，裂片7~13对，互生，叶脉两面均明显。孢子囊群圆形，叶片下面沿裂片中肋两侧各排列成2~4行，成熟时相邻2侧脉间有圆形孢子囊群1行，混生有

四叶苹

【性味功效】甘，寒。清热，利水，解毒，止血。

【应用】用于治疗风热目赤、肾炎、肝炎、吐血、衄血、尿血、痈疮、瘰疬。

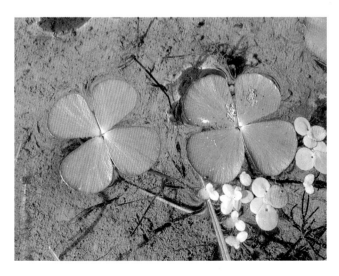

【别名】田字草、四叶草、十字草、夜合草、水浮钱。

【来源】为苹科植物苹*Marsilea quadrifolia* L.的干燥全草。

【辨认要点】水生。根状茎细长横走，向上发出一至数枚叶。叶片由4片倒三角形的小叶组成十字形，外缘半圆形，基部楔形，全缘，幼时被毛，草质。孢子长椭圆形，木质。孢子果内含多数孢子囊，大孢子囊内只有一个大孢子，小孢子囊内有多数小孢子。

蜈蚣萍

【别名】槐叶萍、蜈蚣苹、槐叶草。

【来源】为槐叶苹科植物槐叶苹*Salvinia natans*（L.）All.的干燥全草。

【辨认要点】浮水生。根茎平展于水面。三叶轮生，具短柄，两型，水上叶2枚，卵状椭圆形，两面密被毛；水下叶成胡须状，细长，外密被多数褐色毛，以取代根的作用。孢子囊果球形，密被褐色毛，着生于水下叶的叶片基部，呈集结状排列，多发生于旱季或冬季。

【性味功效】辛，寒。清热解毒，活血止痛。

【应用】用于治疗痈肿疔毒、瘀血肿痛、烧烫伤。

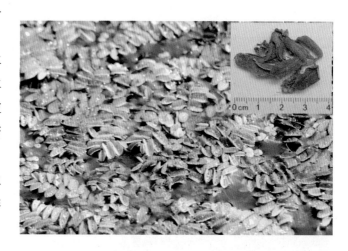

满江红

【别名】水浮漂、红浮萍、紫萍。

【来源】为满江红科植物满江红*Azolla imbricata*（Roxb.）Nakai的干燥全草。

【辨认要点】浮水生。根状茎细长横走，羽状分枝，其下生根，上生小叶。叶极小，鳞片状，互生，两行覆瓦状排列于茎上。每个叶片分裂成上下重叠的两个裂片，上裂片为红褐色或绿色，常有固氮蓝藻共生其中；下裂片沉没于水中，膜质，上面着生孢子囊果。

【性味功效】辛，凉。解表透疹，祛风胜湿，清热解毒。

【应用】用于治疗感冒咳嗽、麻疹不透、风湿疼痛、疮疡丹毒等。

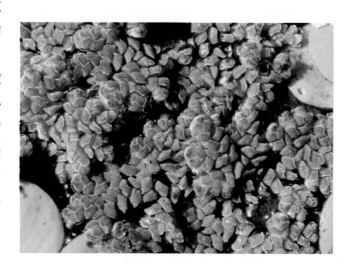

白果

【别名】银杏、公孙树、鸭脚子。

【来源】为银杏科植物银杏*Ginkgo biloba* L.的干燥成熟种子。

【辨认要点】落叶大乔木。叶互生，扇形，在长枝上辐射状散生，在短枝上成簇生状，有多数叉状脉。球花单性，雌雄异株，生于短枝顶端的鳞片状叶叶腋，呈簇生状。种子具长梗，下垂，常为椭球形，外种皮肉质，熟时黄色或橙黄色，外被白粉，有臭味；中种皮白色，骨质，具23条纵脊；内种皮膜质，淡红褐色。

【性味功效】甘、苦、涩，平。敛肺气，定痰喘，止带浊，止泻泄，解毒，缩小便。

【应用】用于治疗哮喘痰嗽、带下白浊、小便频数、遗尿等。

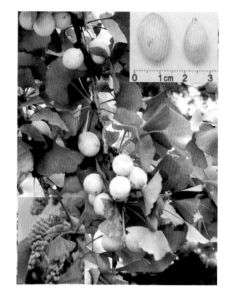

侧柏叶

【性味功效】苦、涩，寒。凉血止血，化痰止咳，生发乌发。

【应用】用于治疗吐血、衄血、咯血、便血、崩漏、肺热咳嗽、血热脱发、须发早白。

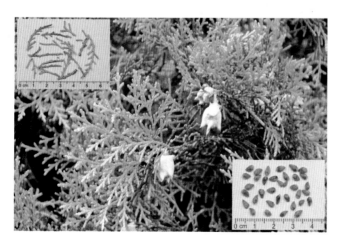

【别名】柏叶、扁柏叶。

【来源】为柏科植物侧柏*Platycladus orientalis*（L.）Franco的干燥枝梢和叶。

【辨认要点】常绿乔木。幼树树冠卵状尖塔形，老树树冠广圆形；生鳞叶的小枝细，向上直展或斜展，扁平，排成一平面。叶鳞形，先端微钝。雄球花黄色，卵圆形；雌球花近球形，蓝绿色，被白粉。球果近卵圆形，成熟后木质，开裂。种子卵圆形，顶端微尖。

三尖杉

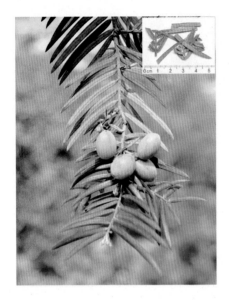

【别名】狗尾松、三尖松、山榧树、头形杉。

【来源】为三尖杉科植物三尖杉*Cephalotaxus fortunei* Hook.f.的干燥枝叶。

【辨认要点】常绿乔木。树皮灰褐色至红褐色。小枝对生，冬芽顶生。叶螺旋状排成2列，线状披针形，微弯，下面气孔带白色。花单性异株；雄球花呈球形，具短柄，基部具1苞片；雌球花具长梗，生于枝下部叶腋，由九对交互对生的苞片组成。种子绿色，核果状，内种皮坚硬。

【性味功效】苦、涩，寒。有毒。清热，凉血，抗癌。

【应用】用于治疗目赤、风疹、恶性淋巴瘤、白血病、肺癌等。

南方红豆杉

【别名】红豆杉、美丽红豆杉、海罗杉、紫杉。

【来源】为红豆杉科植物南方红豆杉*Taxus chinensis*（Pilg.）Rehdvar. *mairei*（Lemee et Levl.）Cheng et L. K.Fu的干燥成熟种子。

【辨认要点】常绿乔木。树皮淡灰色，纵裂成长条薄片；芽鳞顶端钝或稍尖，脱落或部分宿存于小枝基部。叶2列，近镰刀形，下面中脉带明晰可见，其色泽与气孔带相异，呈淡黄绿色。种子微扁，多呈倒卵圆形，上部较宽，稀柱状矩圆形，生于红色肉质杯状假种皮中。

【性味功效】淡，平。驱虫，消积食，抗癌。

【应用】用于治疗食积、蛔虫病等。

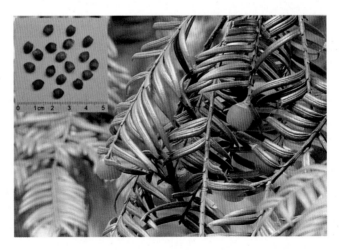

杨梅

【性味功效】甘、酸，温。生津解渴，和胃消食。

【应用】用于治疗烦渴、吐泻、痢疾、腹痛，可也涤肠胃、解酒等。

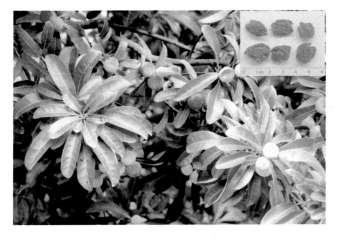

【别名】圣生梅、白蒂梅、树梅。

【来源】为杨梅科植物杨梅*Myrica rubra* Sieb.et Zucc.的干燥成熟果实。

【辨认要点】常绿乔木。树皮灰色，老时纵向浅裂；树冠圆球形。叶革质，长椭圆状，无毛，密集于小枝上端部分。花雌雄异株；雄花序呈单穗状；雌花序较雄花序短而细瘦。核果球状，外表面具乳头状凸起，外果皮肉质，成熟时深红色；核常为阔椭圆形，内果皮木质，极硬。

榆科

朴树根皮

【性味功效】苦、辛，平。祛风透疹，消食止泻。

【应用】用于治疗麻疹不透、消化不良、食积泄痢。

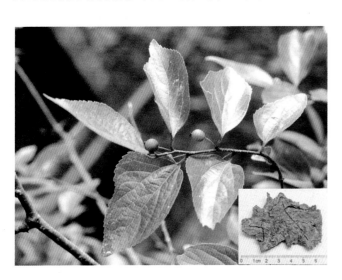

【别名】朴榆、黄果朴。

【来源】为榆科植物朴树*Celtis sinensis* Pers.的干燥根皮。

【辨认要点】落叶乔木。树皮平滑，灰色；一年生枝被密毛。叶互生，革质，卵形，先端尖至渐尖，中部以上边缘有浅锯齿，三出脉，上面无毛，下面沿脉及脉腋疏被毛。两性花和单性花同株。核果近球形，红褐色；果柄与叶柄近等长，单生或2个并生；果核有穴和突肋。

山脚麻

【别名】山油麻、椰树。

【来源】为榆科植物山油麻*Trema dielsiana* Hand.-Mazz.的干燥叶及根。

【辨认要点】落叶灌木或小乔木；小枝紫红色或棕色，密被粗毛。叶薄纸质，卵形，先端尾状渐尖，边缘具圆齿状锯齿，叶面、叶脉、叶柄被粗毛，叶背密被柔毛。花单性，雌雄同株，雄聚伞花序长过叶柄；雄花被片卵形，外面被细糙毛和紫色斑点。核果近球形，桔红色，花

被宿存。

【性味功效】苦，凉。清热凉血，止血止痛。

【应用】用于治疗疔疮肿毒、跌打损伤、外伤出血等。

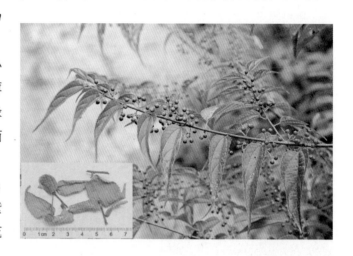

榔榆皮

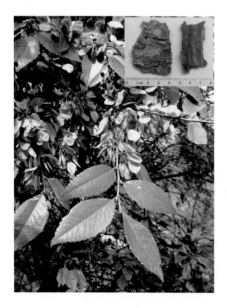

【别名】小叶榆、秋榆、掉皮榆。

【来源】为榆科植物榔榆*Ulmus parviflolia* Jaq.的干燥树皮。

【辨认要点】落叶乔木，树冠广圆形，树干基部有时成板状根，树皮灰色或灰褐，裂成不规则鳞状薄片剥落，露出红褐色内皮，近平滑，微凹凸不平；当年生枝密被短柔毛，深褐色；叶质地厚，披针状卵形，中脉两侧长宽不等，先端尖或钝，基部偏斜。花在叶腋簇生或排成簇状聚伞花序，翅果椭圆形。

【性味功效】甘、微苦，寒。清热利水，解毒消肿，凉血止血。

【应用】用于治疗热淋、小便不利、疮疡肿毒、水火烫伤、胃肠出血等。

杜仲

【性味功效】甘，温。补肝肾，强筋骨，降血压，安胎。

【应用】用于治疗腰脊酸疼、风湿痹痛、胎动不安、习惯性流产等。

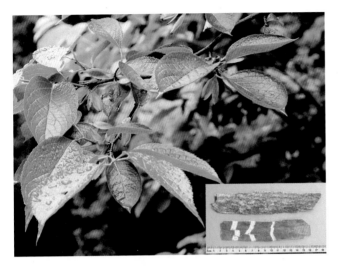

【别名】丝棉皮、棉树皮、胶树。

【来源】为杜仲科植物杜仲*Eucommia ulmoides* Oliv.的干燥树皮。

【辨认要点】落叶乔木。树皮灰褐色，粗糙，内含橡胶，折断拉开有多数细丝。嫩枝有黄褐色毛，不久变秃净，老枝有明显的皮孔。叶椭圆形，薄革质。花生于当年枝基部，雄花无花被，雌花单生。翅果扁平，长椭圆形，周围具薄翅；坚果位于中央，稍突起；种子扁平，线形。

楮实子

面有小瘤。

【性味功效】甘，寒。滋肾益阴，清肝明目，健脾利水。

【应用】用于治疗肾虚腰膝酸软、阳痿、目昏、水肿、尿少等。

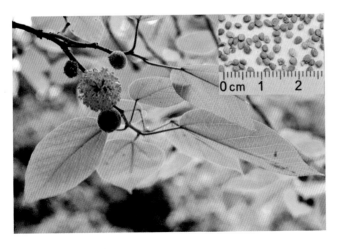

【别名】楮桃、野杨梅子、构泡。

【来源】为桑科植物构树*Broussonetia papyrifera*（L.）Vent.的干燥成熟果实。

【辨认要点】落叶乔木。树皮暗灰色，小枝密生柔毛。叶广卵形，小树之叶有分裂，表面疏生糙毛，背面密被绒毛，基生叶脉三出，叶柄密被糙毛；托叶大，卵形狭渐尖。花雌雄异株；雄花序为柔黄花序；雌花序球形头状，柱头线形，被毛。聚花果橙红色，肉质；瘦果表

穿破石

【别名】川破石、铁篱根、地棉根、黄龙脱壳。

【来源】为桑科植物构棘*Cudrania cochinchinensis*（Lour.）Kudo et Masam的干燥根。

【辨认要点】常绿直立或攀援状灌木。枝无毛，具粗壮弯曲无叶的腋生刺。叶革质，椭圆状披针形，全缘，先端钝或短渐尖，基部楔形，两面无毛。雌雄异株，雌雄花序均为具苞片的球形头状花序。聚合果肉质，表面微被毛，成熟时橙红色，核果卵圆形，成熟时褐色，光滑。

【性味功效】淡，微苦，凉。祛风湿，清热，消肿。

【应用】用于治疗风湿痹痛、腰痛、跌打损伤、疔疮痈肿等。

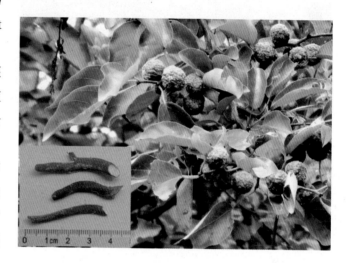

薜荔

【别名】木莲、凉粉果、凉粉藤。

【来源】为桑科植物薜荔*Ficus pumila* Linn.的干燥花序。

【辨认要点】常绿攀援或匍匐灌木。叶两型，不结果枝节上生不定根，叶卵状心形，薄革质；结果枝上无不定根，革质，卵状椭圆形，先端急尖至钝形。榕果单生叶腋，瘿花果梨形，雌花果近球形，顶部截平，略具脐状凸起，基部收窄成一短柄，苞片宿存。瘦果近球形，有黏液。

【性味功效】甘，平。补肾固精，活血，催乳。

【应用】用于治疗遗精、阳痿、乳汁不通。

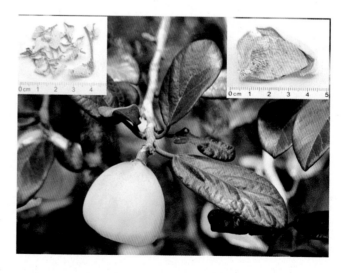

毒，利尿通淋。

【应用】用于治疗肺热咳嗽，肺痈，虚热烦渴，小便不利等。

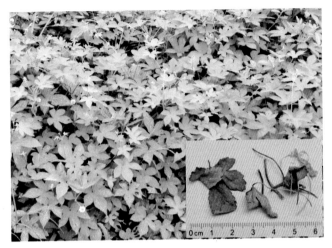

葎草

【别名】勒草、拉拉藤、葛葎草、五爪龙。

【来源】为桑科植物葎草*Humulus scandens*（Lour.）Merr.的干燥全草。

【辨认要点】一年生或多年生缠绕草本。茎、枝、叶柄均具倒钩刺。叶纸质，肾状五角形，掌状深裂，表面粗糙，疏生糙伏毛，背面有柔毛和黄色腺体。雄花小，黄绿色，圆锥花序；雌花序球果状。瘦果成熟时露出苞片外。

【性味功效】甘、苦，寒。清热解

桑叶

【别名】铁扇子、蚕叶。

【来源】为桑科植物桑*Morus alba* L.的干燥叶。

【辨认要点】落叶乔木或灌木。树体富含乳浆，树皮黄褐色。叶卵形至广卵形，叶端尖，叶基圆形或浅心脏形，边缘有粗锯齿，有时有不规则的分裂。叶面无毛，有光泽，叶背脉上有疏毛。雌雄异株，葇荑花序。聚花果卵圆形或圆柱形，黑紫色或白色。

【性味功效】苦、甘，寒。疏散风热，清肺润燥，清肝明目。

【应用】用于治疗风热感冒、咳嗽胸痛、干咳无痰、目赤肿痛等。

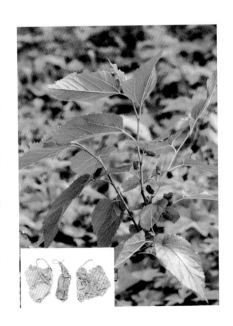

苎麻根

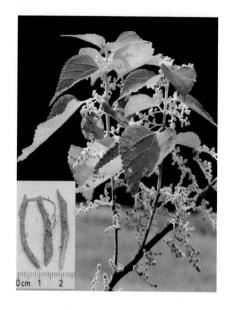

【别名】苎根、野苎根。

【来源】为荨麻科植物苎麻*Boehmeria nivea*（L.）Gaud.的干燥根及根茎。

【辨认要点】多年生半灌木。茎青褐色，密生粗长毛。叶互生，宽卵形，先端渐尖，上面粗糙，散生疏毛，下面密生交织的白色柔毛，基脉三出。花单性，雌雄通常同株，花序腋生，呈圆锥状，雄花黄白色，雌花淡绿色。瘦果小，椭圆形，密生短毛，包裹宿存花被，内有种子1颗。

【性味功效】甘，寒。凉血止血，清热安胎，利尿，解毒。

【应用】用于治疗血热妄行所致的出血、小便淋沥、痈疮肿毒、虫蛇咬伤等。

糯米藤

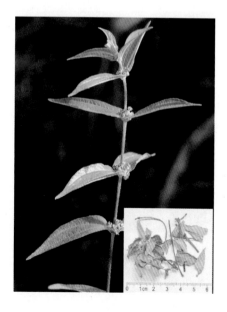

【别名】捆仙绳、糯米草、红饭藤。

【来源】为荨麻科植物糯米团*Gonostegia hirta*（Bl.）Miq.的干燥带根全草。

【辨认要点】多年生草本，茎匍匐或倾斜，有柔毛。叶对生，卵状披针形，顶端钝尖，全缘，表面密生点状钟乳体和散生柔毛，背面叶脉上有柔毛，基脉三出，直达叶尖汇合。花雌雄同株，形小，淡绿色，簇生于叶腋。瘦果卵形，黑色，完全为花被管所包裹。

【性味功效】甘、苦，凉。清热解毒，健脾，止血。

【应用】用于治疗疮痈肿毒、妇女白带、小儿疳积、吐血、外伤出血等。

【性味功效】苦，平。祛风湿，补肝肾，强筋骨，降血压，养血安胎。

【应用】用于治疗风湿性关节疼痛、腰膝酸痛、高血压、四肢麻木、胎动不安等。

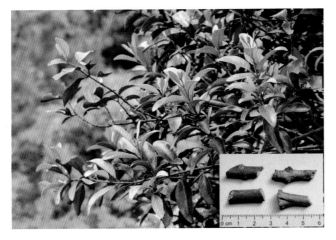

桑寄生

【别名】寄生、广寄生、桑上寄生。

【来源】为桑寄生科植物桑寄生 *Taxillus chinensis*（DC.）Danser的干燥带叶茎枝。

【辨认要点】常绿寄生小灌木。老枝无毛。小枝灰褐色，具细小皮孔。卵形或卵圆形叶，对生或近对生，顶端圆钝，基部阔楔形，幼时密被锈色星状毛。聚伞花序1~2个腋生。总花梗、花梗、花序和花均被红褐色星状毛。花冠狭管状，稍弯，裂片4。果椭圆形，具疏毛与瘤状突起。

黏液质。

【性味功效】苦，平。祛风湿，补肝肾，强筋骨，安胎元。

【应用】用于治疗风湿性关节痛、腰膝酸软、筋骨无力、胎动不安、头晕目眩等。

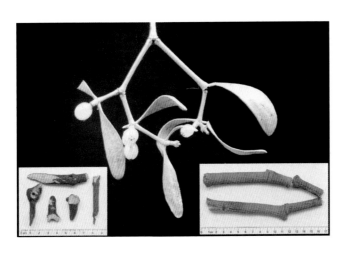

槲寄生

【别名】冻青、北寄生、桑寄生、柳寄生。

【来源】为桑寄生科植物槲寄生 *Viscum coloratum*（Kom.）Nakai的干燥带叶茎枝。

【辨认要点】常绿半寄生小灌木。茎枝圆柱状，二歧或三歧，各分枝处节稍膨大。叶对生，生于枝端节上分枝处，椭圆状披针形或倒披针形，无柄。雌雄异株，花序生于枝端或分叉处。雄花3~5朵，雌花1~3朵生于粗短的总花梗上。浆果圆球形，半透明，熟时橙红色，有

金线草

【别名】山蓼、铁拳头、红花铁
菱角。

【来源】为蓼科植物金线草*Antenoron
filiforme*（Thunb.）Roberty et
Vautier的干燥全草。

【辨认要点】多年生草本。茎直立，
呈圆柱形，全体被毛。叶互生，倒
椭圆形或倒卵圆形，上有倒"V"
字形的黑色斑纹，两面具毛。膜质
托叶鞘管状，抱茎，具毛。穗状花
序顶生或腋生，具毛。瘦果卵圆
形，暗棕色，有光泽。

【性味功效】辛，凉。凉血止血，祛瘀止痛。

【应用】用于治疗吐血、子宫出血、肺结核咯血、跌打
损伤、骨折、风湿痹痛等。

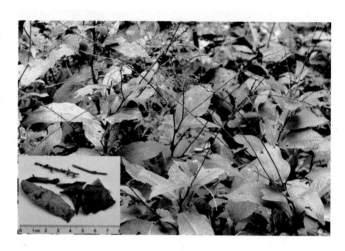

金荞麦

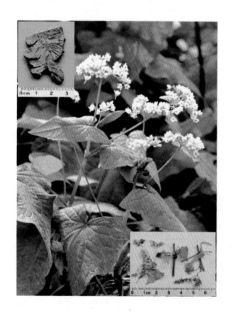

【别名】野荞麦、金锁银开、荞麦当归、荞麦三七。

【来源】为蓼科植物金荞麦*Fagopyrum dibotrys*
（D.Don）Hara的干燥根茎。

【辨认要点】多年生草本。茎直立，具纵棱。叶互生，
三角形，全缘。膜质托叶鞘筒状，灰棕色。聚伞花序顶
生或腋生，花被片5，深裂，白色。小坚果宽卵形，具
3锐棱，黑褐色。

【性味功效】微辛、涩，凉。清热解毒，排脓祛瘀。

【应用】用于治疗肺痈吐脓、肺热喘咳、乳蛾肿痛。

何首乌

【性味功效】苦、甘、涩，微温。解毒，消痈，截疟，润肠通便。

【应用】用于治疗疮痈、瘰疬、风疹瘙痒、久疟体虚、肠燥便秘。

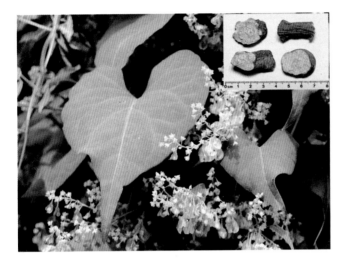

【别名】首乌、赤首乌、夜交藤、红内消、铁秤砣。

【来源】为蓼科植物何首乌*Fallopia multiflora*（Thunb.）Harald.的干燥块根。

【辨认要点】多年生草本。块根肥大，质坚硬而重，表面红棕色或暗棕色。茎缠绕，红紫色，无毛。单叶互生，叶卵状心形，全缘。托叶鞘干薄膜质，棕色，抱茎。圆锥花序顶生或腋生，白色，花被5深裂。瘦果卵形，具三棱，黑色，有光泽。

萹蓄

【性味功效】苦，微寒。利尿通淋，杀虫，止痒。

【应用】用于治疗膀胱热淋、小便短赤、淋沥涩痛、皮肤湿疹、阴痒带下。

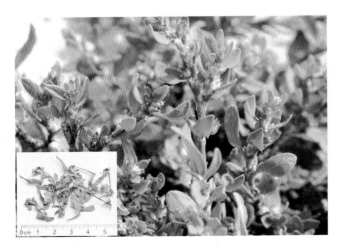

【别名】扁竹、地蓼、道生草、野铁扫把。

【来源】为蓼科植物萹蓄*Polygonum aviculare* L.的干燥地上部分。

【辨认要点】一年生草本。茎匍匐或斜上。叶互生，叶片披针形至椭圆形，全缘，无毛。托叶鞘膜质，下部褐色，上部白色透明，有明显脉纹。花1~5朵簇生叶腋。花被5深裂，裂片椭圆形，暗绿色，边缘白色或淡红色。瘦果卵形，表面有棱，具明显浅纹。

火炭母

【别名】火炭星、火炭藤、白饭藤、赤地利。

【来源】为蓼科植物火炭母*Polygonum chinense* L.的干燥全草。

【辨认要点】多年生蔓性草本。茎伏地节处生根，嫩枝紫红色。单叶互生，叶柄有翅。叶片卵形或卵状椭圆形，上表面常有紫黑色"V"形斑块，下表面主脉有毛。托叶鞘膜质，长而斜截形。头状花序再组成圆锥状或伞房状。花被5深裂。瘦果卵形，具三棱，黑色，光亮。

【性味功效】酸、甘，寒。清热利湿，凉血解毒。

【应用】用于治疗湿热泄泻、痢疾、黄疸、咽喉肿痛、湿热疮疹。

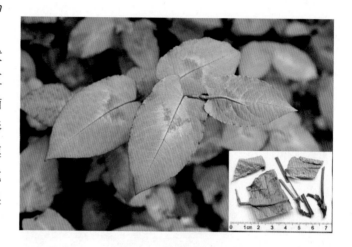

水红花子

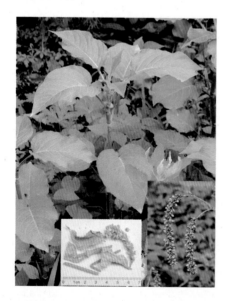

【别名】红草、游龙、蓼子实、水红花。

【来源】为蓼科植物红蓼*Polygonum orientale* L.的干燥成熟果实。

【辨认要点】一年生草本。茎直立，多分枝，密生长毛。叶互生，卵形或宽卵形，先端渐尖，基部近圆形，全缘，两面疏生软毛。穗状花序，腋生或顶生、稠密多花，常稍俯垂，苞片阔卵形，花被淡红色。瘦果圆球形，扁平，黑色，有光泽。

【性味功效】咸，微寒。散血消肿，化痞散结，清热止痛。

【应用】用于治疗肝脾肿大、食积不消、胃脘胀痛、瘕痞块等。

杠板归

【性味功效】酸，微寒。清热解毒，利水消肿，止咳。

【应用】用于治疗咽喉肿痛、肺热咳嗽、小儿顿咳、水肿尿少、蛇虫咬伤等。

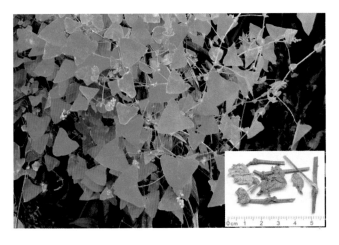

【别名】犁头刺、蛇不过、穿叶蓼、急解索。

【来源】为蓼科植物杠板归 *Polygonum perfoliatum* L.的干燥全草。

【辨认要点】多年生蔓性草本。茎具棱，散生倒钩刺。单叶互生，长柄上密生倒钩刺，叶片盾状三角形。草质托叶鞘，抱茎。短穗状花序顶生或生在上部的叶腋。花被5深裂，裂片在果时增大。瘦果球形，成熟时包于深蓝色多汁的肉质花被内。

虎杖

黄，清热解毒，散瘀止痛，止咳化痰。

【应用】用于治疗湿热黄疸、淋浊、带下、风湿痹痛、痈肿疮毒、水火烫伤等。

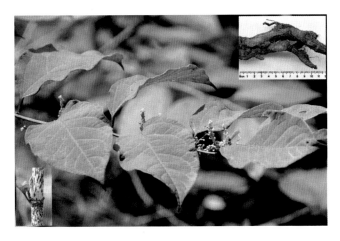

【别名】花斑竹、酸汤梗、斑杖根、大叶蛇总管。

【来源】为蓼科植物虎杖 *Reynoutria japonica* Houtt的干燥根茎。

【辨认要点】多年生草本。根茎粗壮，横走。茎具明显纵棱和小突起，散生红色或紫红色斑点。单叶互生，宽卵形，近革质，全缘。托叶鞘膜质，早落。花序圆锥状，腋生。瘦果卵形，具3棱，黑褐色，包于宿存花被内。

【性味功效】微苦，微寒。利湿退

商陆

【别名】倒水莲、山萝卜、金七娘、白母鸡、见肿消。

【来源】为商陆科植物商陆*Phytolacca acinosa* Roxb.的干燥根。

【辨认要点】多年生草本，全株无毛。根肥大，圆锥形，外皮淡黄色或灰褐色。茎肉质，绿色或红紫色。叶片薄纸质，长椭圆形或披针状椭圆形，两面散生细小白色斑点。总状花序顶生或侧生，苞片线形。花药淡红色。浆果扁球形，熟

时黑色。种子肾形，黑色，具三棱。

【性味功效】苦，寒，有毒。逐水消肿，通利二便，解毒散结。

【应用】用于治疗水肿胀满、二便不通；外治痈肿疮毒。

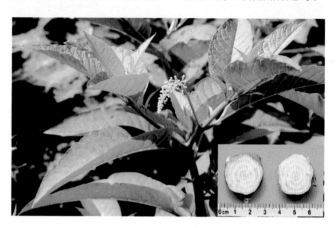

粟米草

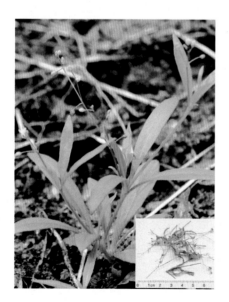

【别名】瓜疮草、降龙草、四月飞、万能解毒草。

【来源】为粟米草科植物粟米草*Mollugo pentaphylla* L.的干燥全草。

【辨认要点】一年生草本。茎纤细，有棱角，老茎淡红褐色。叶假轮生或对生，披针形或线状披针形。花极小，聚伞花序疏松。花被片5，脉达花被片2/3，边缘膜质。花柱3，短线形。蒴果近球形，3瓣裂。种子肾形，具多数颗粒状凸起。

【性味功效】淡，平。清热解毒，利湿。

【应用】用于治疗腹痛泄泻、感冒咳嗽、皮肤风疹；外用治眼结膜炎、疮疖肿毒。

马齿苋

具小疣状突起。

【性味功效】酸，寒。清热解毒，凉血止血，止痢。

【应用】用于治疗热毒血痢、痈肿疔疮、湿疹、丹毒、蛇虫咬伤、便血、痔血等。

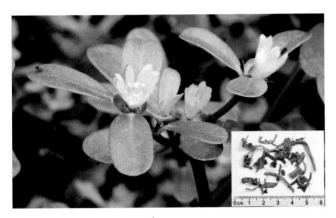

【别名】麻绳菜、蚂蚁菜、马齿草、猪肥菜。

【来源】为马齿苋科植物马齿苋 *Portulaca oleracea* L.的干燥地上部分。

【辨认要点】一年生草本，全株无毛。茎平卧，多分枝。叶互生，叶片扁平，肥厚，似马齿状。花3~5朵簇生枝端，午时盛开。苞片叶状，膜质。萼片2，盔形，背部具龙骨状凸起。花瓣5，倒卵形。蒴果卵球形，盖裂。种子多数，黑褐色，

无心菜

【性味功效】辛，平。清热明目，解毒。

【应用】用于治疗目赤、麦粒肿、咽喉痛等。

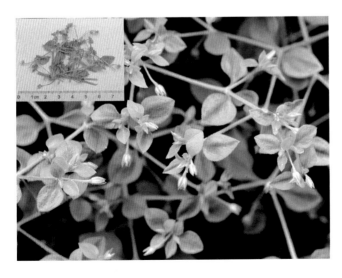

【别名】蚤缀、卵叶蚤缀、鹅不食草。

【来源】为石竹科植物无心菜 *Arenaria serpyllifolia* L.的干燥全草。

【辨认要点】一年或二年生草本。茎丛生，密生白色短柔毛。叶片卵形，边缘具缘毛，茎下部的叶较大，上部的叶较小。聚伞花序。苞片、花梗及萼片外面均被柔毛。花瓣5，白色，倒卵形。蒴果卵圆形，顶端6裂。种子肾形，表面粗糙，淡褐色。

瞿麦

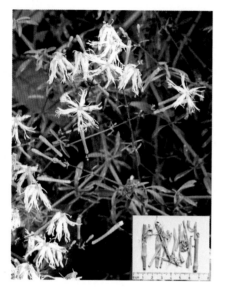

【别名】巨麦、野麦、大石竹、十样景花。

【来源】为石竹科植物瞿麦*Dianthus superbus* L.的干燥地上部分。

【辨认要点】多年生草本。茎丛生，上部二歧分枝。叶对生，线状披针形，基部呈短鞘状抱茎。花单生或数朵集成稀疏歧式分枝的圆锥花序。萼片5，边缘膜质，有细毛。花瓣5，淡红色，先端深裂呈细线状，喉部有须毛，基部具长爪。蒴果长圆形。种子黑色。

【性味功效】苦，寒。利尿通淋，活血通经。

【应用】用于治疗热淋、血淋、石淋、小便不通、淋沥涩痛、经闭瘀阴。

漆姑草

【性味功效】苦、辛，凉。清热，解毒，利小便。

【应用】用于治疗漆疮、瘰疬、龋齿、小儿乳积、跌扑内伤。

【别名】星宿草、腺漆姑草、日本漆姑草。

【来源】为石竹科植物漆姑草*Sagina japonica*（Sweet）Ohwi的干燥全草。

【辨认要点】一年生小草本，上部被稀疏腺柔毛。茎丛生。叶片线形，无毛。花小，单生枝端。花梗被稀疏短柔毛。萼片5，边缘膜质，外面疏生短腺柔毛。花瓣5，白色。蒴果卵圆形，5瓣裂。种子圆肾形，微扁，褐色，表面具尖瘤状突起。

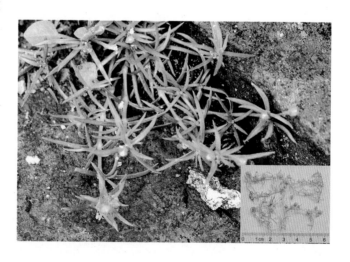

具皱纹状凸起。

【性味功效】辛，平。祛风散寒，续筋接骨，活血止痛，解毒。

【应用】用于治疗伤风感冒、风湿骨痛、疮疡肿毒、跌打损伤、骨折、蛇咬伤。

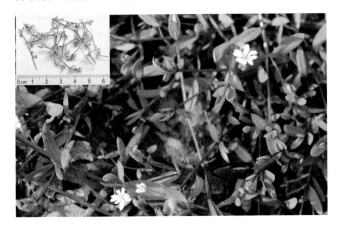

石竹科

雀舌草

【别名】天蓬草、葶苈子、救荒野谱。

【来源】为石竹科植物雀舌草*Stellaria alsine* Grimm.的干燥全草。

【辨认要点】二年生草本。茎丛生，多分枝。叶无柄，叶片披针形至长圆状披针形，半抱茎，边缘软骨质，微波状，基部具疏缘毛，两面微显粉绿色。3~5朵花形成聚伞花序，顶生或花单生叶腋。花瓣5，白色，2深裂几达基部。蒴果卵圆形，6齿裂。种子肾形，褐色，

藜科

藜

【别名】灰藜、落藜、胭脂菜、灰蓼头草。

【来源】为藜科植物藜*Chenopodium album* L.的干燥全草。

【辨认要点】一年生草本。茎多分枝，具条棱及绿色或紫红色色条。叶片菱状卵形至宽披针形，边缘具不整齐锯齿。花簇生于枝上部排列成穗状圆锥状或圆锥状花序。花被裂片5，有粉。果皮与种子贴生。种子横生，黑色，双凸镜状，表面具浅沟纹。

【性味功效】甘，平，微毒。清热，利湿，杀虫。

【应用】用于治疗痢疾、腹泻、湿疮痒疹、毒虫咬伤。

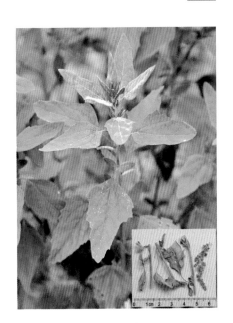

土荆芥

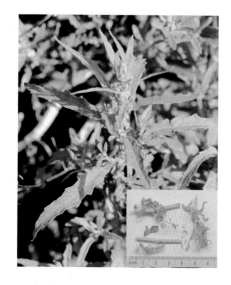

【别名】臭草、鹅脚草、杀虫芥。

【来源】为藜科植物土荆芥*Chenopodium ambrosioides* L.的干燥地上部分。

【辨认要点】一年生或多年生草本，有强烈香味。茎有色条及钝条棱。枝有短柔毛兼有具节的长柔毛。叶片矩圆状披针形至披针形，边缘具稀疏不整齐的大锯齿，上表面无毛，下表面散生油点，沿叶脉稍有毛。3~5朵花生于上部叶腋。胞果扁球形。种子黑色或暗红色，边缘钝。

【性味功效】辛、苦，温，有小毒。祛风行气，除湿杀虫。

【应用】用于治疗湿疹、疥、癣、钩虫病、蛔虫病、蛲虫病、感冒、痢疾等。

土牛膝

【别名】倒梗草、倒钩草。

【来源】为苋科植物土牛膝*Achyranthes aspera* L.的干燥根及根茎。

【辨认要点】多年生草本。根细长，土黄色。茎四棱形，有柔毛，节部稍膨大，分枝对生。叶对生，宽卵状倒卵形或椭圆状矩圆形，顶端圆钝，具突尖，全缘，两面密生柔毛。穗状花序顶生。总花梗具棱角，密生白色柔毛。胞果卵形。种子卵形，棕色。

【性味功效】苦、酸，平。活血散瘀，祛湿利尿，清热解毒。

【应用】用于治疗淋病、尿血、经闭、风湿性关节痛、脚气、水肿、跌打损伤等。

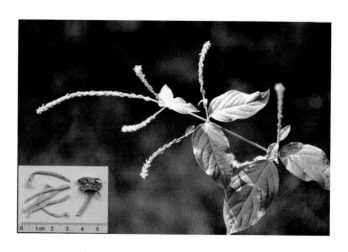

牛膝

【别名】牛茎、怀牛膝、牛髁膝、山苋菜。

【来源】为苋科植物牛膝*Achyranthes bidentata* Bl.的干燥根。

【辨认要点】多年生草本。根圆柱形，土黄色。茎四棱，有白色柔毛。叶片椭圆形或椭圆披针形，两面有柔毛。穗状花序顶生或腋生，花在后期反折。苞片宽卵形，小苞片刺状，顶端弯曲。花被片5，披针形。胞果和种子均为矩圆形，黄褐色。

【性味功效】苦、甘、酸，平。逐瘀通经，补肝肾，强筋骨，利尿通淋，引血下行。

【应用】用于治疗经闭、痛经、腰膝酸痛、筋骨无力、淋症、水肿、头痛眩晕等。

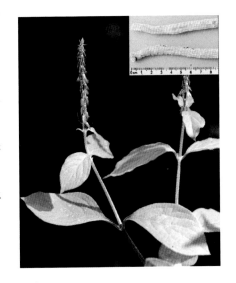

柳叶牛膝

【性味功效】苦、酸，平。散瘀血，消痈肿，补肝肾，强筋骨。

【应用】用于治疗淋病、尿血、经闭、产后瘀血腹痛、腰膝酸痛、四肢拘挛等。

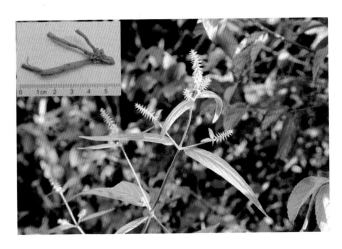

【别名】山牛膝、剪刀牛膝、红柳叶牛膝。

【来源】为苋科植物柳叶牛膝*Achyranthes longifolia* Makino.的干燥根。

【辨认要点】多年生草本。根粗短，鲜时断面带紫红色。叶片披针形或宽披针形，顶端尾尖。穗状花序腋生或顶生，花多数，苞片1，先端有齿；小苞片2，刺状，紫红色，基部两侧各有1卵圆形小裂片；花被5，绿色，线形，具3脉。胞果长卵形。

莲子草

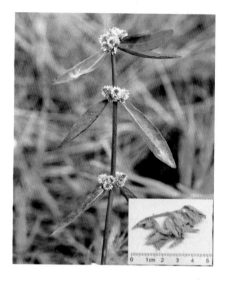

【别名】节节花、白花仔、虾钳菜、水牛膝。

【来源】为苋科植物莲子草*Alternanthera sessilis*（L.）DC.的干燥全草。

【辨认要点】多年生草本。根圆锥形，粗。茎有条纹及纵沟，沟内有毛，在节处有一行横生柔毛。叶片形状及大小有变化，条状披针形、矩圆形等，两面无毛或具疏毛。1~4个头状花序腋生。苞片卵状披针形，小苞片钻形。花被片卵形，白色，宿存。胞果倒心形，侧扁，翅状。种子卵球形。

【性味功效】甘、淡，凉。清热凉血，利水消肿，拔毒止痒。

【应用】用于治疗鼻衄、咯血、便血、尿道炎、咽炎、小便不利、湿疹、皮炎等。

青葙子

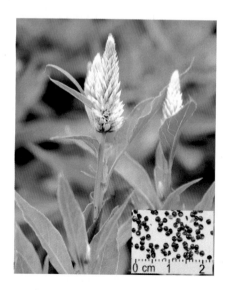

【别名】鸡冠花、百日红、狗尾草、野鸡冠花。

【来源】为苋科植物青葙*Celosia argentea* L.的干燥成熟种子。

【辨认要点】一年生草本。茎直立，具明显条纹。叶互生，叶片披针形或长圆状披针形，绿色常带红色。花密生在茎端或枝端成塔状或圆柱状穗状花序。花被片5，初为白色顶端带红色，后成白色。花药和花柱紫色。胞果卵形。种子多数，黑色。

【性味功效】苦，微寒。清肝泻火，明目退翳。

【应用】用于治疗肝热目赤、目生翳膜、视物昏花、肝火眩晕。

皮，心脏形，黑色。

【性味功效】辛，温。祛风散寒，通窍，宣肺通鼻。

【应用】用于治疗头痛、血瘀型痛经、鼻塞、急慢性鼻窦炎、过敏性鼻炎。

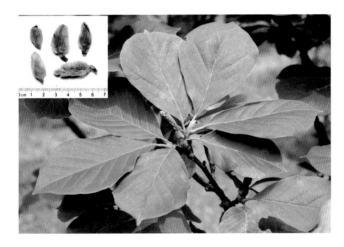

辛夷花

【别名】白玉兰、木兰、玉兰花、望春花、应春花。

【来源】为木兰科植物玉兰 *Magnolia denudata* Desr.的干燥花蕾。

【辨认要点】多年生落叶乔木。冬芽密被淡灰绿色长毛，叶互生，花先叶开放，倒卵形，先端突尖，基部楔形。花大，白色，芳香，单生于枝顶。花萼与花瓣相似共9片，排列成钟状。聚合果圆筒状，红色至淡红褐色。种子具鲜红色肉质外种

形，木质，内含种子1~2粒，种皮鲜红色。

【性味功效】辛，温。温中理气，燥湿健脾，消痰化食。

【应用】用于治疗腹痛胀满、反胃呕吐、宿食不消、痰多喘咳、泻痢。

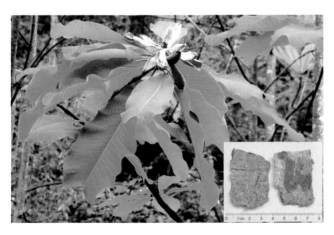

厚朴

【别名】赤朴、川朴、烈朴。

【来源】为木兰科植物凹叶厚朴 *Magnolia officinalis* ssp.*bilola* （Rehd.et Wils）Law.的干燥树皮及根皮。

【辨认要点】落叶乔木。小枝粗壮，幼时有绢毛。单叶互生，具柄；叶片革质，长圆状倒卵形，先端凹陷，形成二圆裂。花大单朵顶生，花被白色芳香，与叶同时开放。雌雄蕊均多数。聚合果基部圆，微心

黑老虎

【别名】过山风、冷饭团、风沙藤。

【来源】为木兰科植物黑老虎*Kadsura coccinea*（Lem.）AC.Smith.的干燥根茎。

【辨认要点】藤本植物，全株无毛。叶革质，长圆形至卵状披针形，先端钝或短渐尖，基部宽楔形或近圆形，全缘，侧脉每边6~7条，网脉不明显。花单生于叶腋，稀成对，雌雄同株。聚合果近球形，红色或暗紫色，径6~10cm或更大。小浆果倒卵形，长达4cm，外果皮革质，不显出种子。

【性味功效】辛、微苦，温。行气止痛，散瘀通络。

【应用】用于治疗胃及十二指肠溃疡、慢性胃炎、风湿痹痛、跌打损伤、痛经。

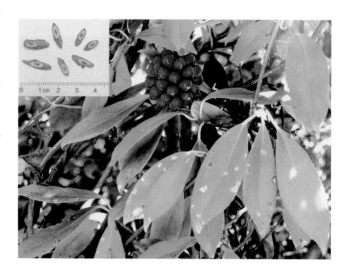

南五味子

【别名】红木香、紫金藤、紫荆皮、盘柱香、内红消。

【来源】为木兰科南五味子*Kadsura longipedunculata* Finet et Gagnep的干燥果实。

【辨认要点】藤本植物，无毛。叶长圆状披针形、倒卵状披针形或卵状长圆形。花单生于叶腋，雌雄异株。花被片白色或淡黄色，雄花8~17片，雌蕊群椭圆体形或球形，具雌蕊40~60枚。子房宽卵圆形，花柱具盾状心形的柱头冠。聚合果球形，小浆果倒卵圆形，干时显出种子。

【性味功效】酸，温。收敛固涩，益气生津，补肾宁心。

【应用】用于治疗久嗽虚喘、梦遗滑精、遗尿、尿频、自汗、盗汗、短气脉虚、内热消渴。

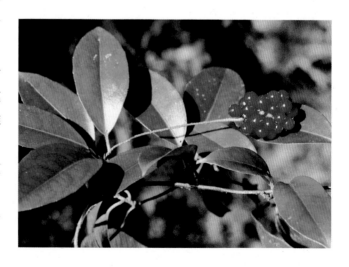

樟树

【性味功效】辛，温。祛风湿，行气血，利关节。

【应用】用于治疗上吐下泻、心腹胀痛、脚气、痛风、疥癣、跌打损伤。

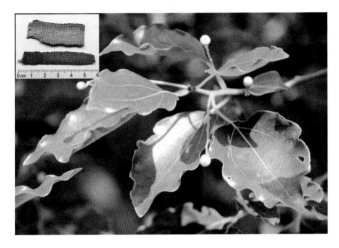

【别名】香樟、芳樟、油樟、樟木。

【来源】为樟科植物樟*Cinnamomum camphora*（L.）Presl.的干燥树皮。

【辨认要点】常绿乔木。枝、叶及木材均有樟脑气味。树皮黄褐色，有不规则的纵裂。叶互生，卵状椭圆形，先端急尖，基部宽楔形至近圆形，全缘，软骨质，上面绿色或黄绿色，有光泽，下面黄绿色或灰绿色，两面无毛，离基三出脉，侧脉及支脉相交处有腺窝。圆锥花序腋生，花绿白或带黄色。果卵球形。

香桂

气止痛，活血通脉。

【应用】用于治疗胃寒疼痛、胸满腹痛、呕吐泄泻、疝气疼痛、跌打损伤、风湿痹痛。

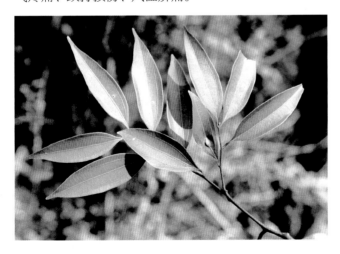

【别名】岩桂。

【来源】为樟科植物香桂*Cinnamomum subavenium* Miq.的干燥树皮。

【辨认要点】常绿乔木。叶对生或互生，腹面深绿色，有光泽，脉上初被毛，后近无毛，背面粉绿色，被毛，长圆形，长圆披针形或披针形，三出脉或离基三出脉，直达叶端，腹面凹陷，背面显着凸起。叶柄密被平伏短柔毛，后毛渐脱落，腹面几平。圆锥花序。

【性味功效】辛，温。温中散寒，理

乌药

【别名】旁其、天台乌药、矮樟、矮樟根、鸡骨香。

【来源】为樟科植物乌药*Lindera aggregata*（Sims.）Kosterm.的干燥根。

【辨认要点】常绿灌木。树皮灰褐色。根有纺锤状或结节状膨胀。幼枝青绿色，密被金黄色绢毛，后渐脱落。叶互生，卵形、椭圆形至近圆形，先端长渐尖或尾尖，基部圆形，革质，上面绿色，有光泽，下面苍白色，三出脉。伞形花序腋生，每花序有一苞片。花黄色或黄绿色。果卵形或有时近圆形。

【性味功效】辛，温。舒气温中，散寒止痛。

【应用】用于治疗腹部疼痛、寒疝、小便频数而属虚寒者、气滞引起的月经痛。

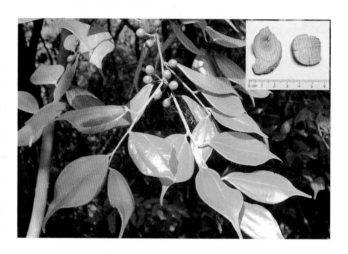

山胡椒

【别名】牛筋树、雷公子、假死柴、野胡椒、香叶子。

【来源】为樟科植物山胡椒*Lindera glauca*（Sieb.et Zucc.）Blume的干燥果实。

【辨认要点】落叶灌木。树皮灰白色，嫩枝带红色。单叶互生，阔椭圆形至倒卵形，全缘，下面粉白色，密生灰色细毛。叶枯后不落，翌年新叶发出时落下。伞形花序腋生，总梗短或不明显。花黄色，椭圆形，内、外轮几相等。核果球形，成熟时黑色。

【性味功效】辛，温。祛风活络，解毒消肿，止血止痛。

【应用】用于治疗劳伤、筋骨酸麻、食纳欠佳、肢体肿胀、红肿焮痛、风湿麻痹。

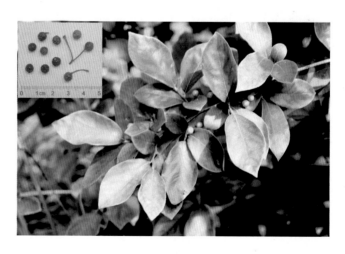

山橿

【性味功效】辛，温。理气止痛，祛风解表，杀虫，止血。

【应用】用于治疗胃痛、腹痛、风寒感冒、风疹疥癣、外用治刀伤出血。

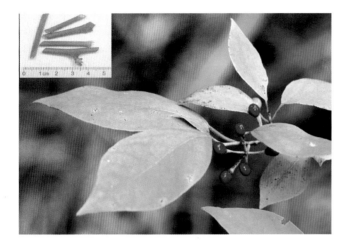

【别名】副山苍、山姜。

【来源】为樟科植物山橿*Lindera reflexa* Hemsl.的干燥根。

【辨认要点】落叶灌木或小乔木，幼时有毛。叶互生，倒卵圆形或圆形，全缘，下面被柔毛，老时脱落。花单性，雌雄异株。伞形花序腋生，花梗被黄褐色柔毛。花被片6，椭圆形，黄色。雄花有雄蕊9，花药内向瓣裂。子房椭圆形，柱头盘状。果球形，熟时红色。果梗细，有疏柔毛。

山鸡椒

形，幼时绿色，成熟时为黑色。

【性味功效】辛、苦，温。行气，健胃消食。

【应用】用于治疗消化不良、脘腹胀痛。

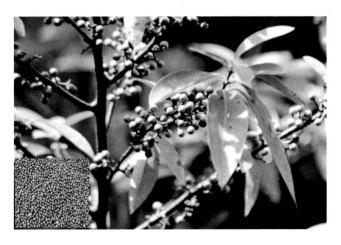

【别名】山苍树、山苍子、山姜子、木姜子。

【来源】为樟科植物山鸡椒*Litsea cubeba*（Lour）Pers.的干燥果实

【辨认要点】落叶灌木或小乔木。小枝细，无毛，枝、叶具芳香味。顶芽圆锥形，具柔毛。叶披针形或长圆形，纸质，先端渐尖，基部楔形，纸质，上面深绿色，下面粉绿色，两面均无毛，羽状脉，伞形花序单生或簇生，先叶开放或与叶同时开放。花单性，雌雄异株。果球

钝齿铁线莲

【别名】川木通。

【来源】为毛茛科植物钝齿铁线莲 *Clematis apiifolia* var.*obtusidentata* Rehd.et Wils.的干燥茎。

【辨认要点】藤本。小枝和花序梗、花梗密生贴伏短柔毛。三出复叶。小叶片卵形或宽卵形常有不明显3浅裂，边缘有锯齿，上面疏生毛或无毛，下面密生毛，边缘有少数钝齿。圆锥状聚伞花序多花，花白色。雄蕊无毛，花丝比花药长5倍。

瘦果纺锤形或狭卵形，顶端渐尖，不扁，有柔毛。

【性味功效】苦，寒。利尿通淋，清心除烦，通经下乳。

【应用】用于治疗尿路感染、小便不利、肾炎水肿、闭经、乳汁不通。

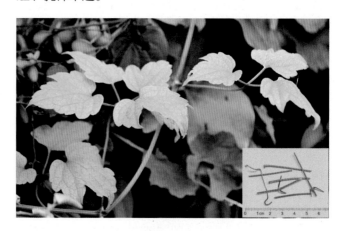

威灵仙

【别名】铁脚威灵仙、铁脚铁线莲、铁耙头。

【来源】为百合科植物威灵仙*Clematis chinensis* Osbeck的干燥根及根茎。

【辨认要点】藤本。茎、小枝近无毛或疏生短柔毛。一回羽状复叶有5小叶，小叶片纸质，卵形至卵状披针形，顶端锐尖至渐尖，基部圆形、宽楔形至浅心形，全缘。圆锥状聚伞花序，多花，腋生或顶生；花白色。瘦果扁，3~7个，卵形至宽椭圆形，有柔毛，花柱宿存。

【性味功效】辛、咸，温。散风祛湿，行气通络。

【应用】用于治疗风湿痹痛、瘫痪、麻木。

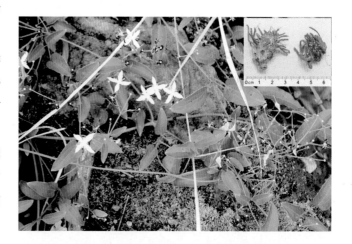

葖果。种子扁球形，有横膜翅。

【性味功效】辛，温，有毒。祛风除湿，止痛活络。

【应用】用于治疗风湿痛、半身不遂、食积胀满、咳嗽、外用于痈疮癣疥。

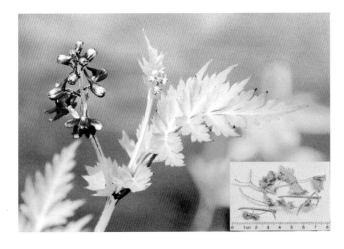

还亮草

【别名】鱼灯苏、车子野芫荽。

【来源】为毛茛科植物还亮草*Delphimium antloriscifolium* Hance的干燥全草。

【辨认要点】草本。二至三回羽状复叶。叶片菱状卵形或三角状卵形，表面疏被短柔毛。总状花序有2~15花。萼片堇色或紫色，疏被短柔毛，距钻形或圆锥状钻形，稍向上弯曲或近直；花瓣紫色，无毛，上部变宽，瓣片斧形，二深裂近基部。膏

毛茛

【别名】鱼疗草、鸭脚板、野芹菜、山辣椒、毛芹菜。

【来源】为毛茛科植物毛茛*Ranunculus japonicus* Thunb.的干燥全草。

【辨认要点】多年生草本，全株被白色细长毛。基生叶具柄，叶片掌状或近五角形，裂片椭圆形至倒卵形，中央裂片3裂，两侧裂片2裂，先端齿裂，具尖头。茎生叶具短柄或无柄，3深裂，裂片倒卵形至菱状卵形，茎上部裂片渐狭呈线状披针形，两面均有毛。花黄色，具长柄。聚合瘦果近球形或卵圆形。

【性味功效】辛，温，有毒。利湿，消肿，止痛。

【应用】用于治疗疟疾、黄疸、偏头痛、胃痛、风湿关节痛、鹤膝风、痈肿、恶疮。

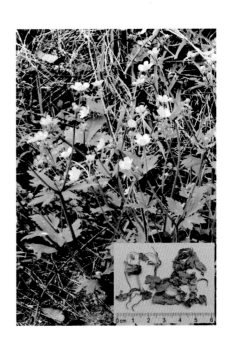

猫爪草

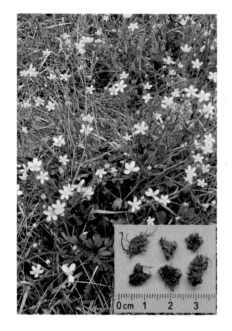

【别名】小毛茛、猫爪儿草、三散草。

【来源】为毛茛科植物猫爪草*Ranunculus ternatus* Thunb.的干燥块根。

【辨认要点】一年生草本植物。簇生，块根肉质形似猫爪。茎多分枝，较柔软。基生叶有长柄，叶形多变，单叶或3出复叶，宽卵形至圆肾形，小叶3浅裂至3深裂或多次细裂，末回裂片倒卵形至线形。茎生叶无柄，全裂或细裂，裂片线形。花单生茎顶，外面疏生柔毛，花瓣黄色倒卵形。聚合果近球形，瘦果卵球形。

【性味功效】甘、辛，温。化痰散结，解毒消肿。

【应用】用于治疗肺结核、疟疾、瘰疬痰核、疔疮、虫蛇咬伤、偏头痛。

天葵子

【别名】雷丸草、夏无踪、小乌头、老鼠屎草。

【来源】为毛茛科植物天葵*Semia quilegia adoxoides*（DC.）Makino的干燥块根。

【辨认要点】多年生草本。块根棕黑色。茎表面有白毛。基生叶多数，掌状三出复叶；叶片轮廓卵圆形至肾形，小叶扇状菱形或倒卵状菱形，三深裂，深裂片又有23个小裂片，两面均无毛。茎生叶与基生叶相似。花小，萼片白色。蓇葖卵状

长椭圆形，种子卵状椭圆形，褐色至黑褐色。

【性味功效】甘、苦，寒，有小毒。清热解毒，利尿消肿。

【应用】用于治疗疮疡肿痛、乳痈、瘰疬痰核、咽喉肿痛、毒蛇咬伤、小便不利。

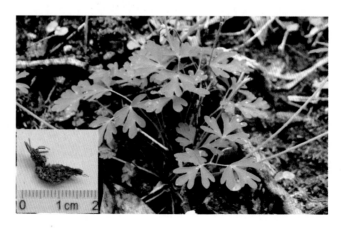

八角莲

张。花柱短，柱头盾状。浆果圆形。

【性味功效】苦、辛、平，有毒。清热解毒，化痰散结，祛瘀消肿。

【应用】用于治疗痈肿、疔疮、瘰疬、喉蛾、跌打损伤、蛇咬伤。

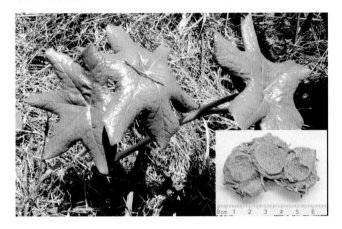

【别名】八角莲、金魁莲、旱八角、一把伞、独角莲。

【来源】为小檗科植物八角莲 *Dysosma versipellis*（Hance.）MCheng ex Ying的干燥根茎及根。

【辨认要点】多年生草本。根茎横卧，具粗壮的须状根。茎生叶2片，在近茎顶处相接而生，柄长。叶片盾状亚圆形，5~9浅裂，裂片广三角状卵形，叶缘有细齿。伞形花序，生于茎顶两叶交叉处，下垂。萼片6，椭圆形。花瓣6，暗红色，2轮排列。雄蕊6，花丝扁平，开

箭叶淫羊藿

【性味功效】辛，温。补肝肾，强筋骨，助阳益精，祛风湿。

【应用】用于治疗阳痿、腰膝软弱、风寒湿痹、四肢麻木。

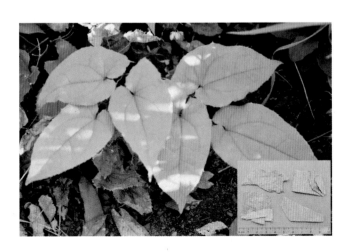

【别名】羊藿叶、仙灵脾。

【来源】为小檗科植物三枝九叶草 *Epimedium sagittatum*（Sieb.et Zucc.）Maxim.的干燥茎叶。

【辨认要点】多年生草本。根茎匍行呈结节状。一回三出复叶基生和茎生，小叶3枚，卵圆形至卵状披针形，边缘有细刺毛，基部心形，侧生小叶基部偏斜，外侧裂片三角形，内侧裂片较小而近于圆形。圆锥花序，花多数，白色。蒴果，花柱宿存。

阔叶十大功劳

【别名】土黄柏、土黄连、八角刺、刺黄柏、黄天竹。

【来源】为小檗科植物阔叶十大功劳 *Mahonia bealei*（Fort.）Carr.的干燥叶。

【辨认要点】常绿灌木。根、茎断面黄色。羽状复叶互生，叶柄基部扁宽抱茎。小叶厚革质，广卵形至卵状椭圆形，先端渐尖成刺齿，边缘反卷，每侧有2~7枚大刺齿。总状花序粗壮，丛生于枝顶。萼片9，3轮。花瓣6，淡黄色，先端2浅裂，近基部内面有2密腺。浆果卵圆形，熟时蓝黑色，有白粉。

【性味功效】苦，凉。补肺气，退潮热，益肝肾。

【应用】用于治疗肺结核潮热、咳嗽、咯血、腰膝无力、头晕、耳鸣、黄疸型肝炎。

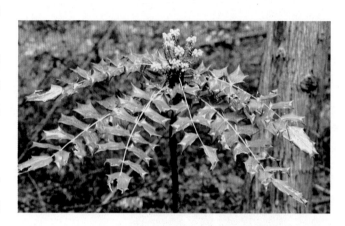

南天竹

【别名】白天竹、天竹子、南天烛、山黄芩。

【来源】为小檗科植物南天竹*Nandina domestica* Thunb.的干燥根。

【辨认要点】常绿小灌木。茎光滑无毛。叶互生，小叶薄革质，椭圆形或椭圆状披针形，全缘，上面深绿色，冬季变红色，背面叶脉隆起，两面无毛。圆锥花序直立，萼片多轮。花瓣长圆形，先端圆钝。雄蕊6，花丝短，花药纵裂，药隔延伸。浆果球形，熟时鲜红色，稀橙红色。种子扁圆形。

【性味功效】苦、寒，有小毒。清热除湿，通经活络，止咳平喘。

【应用】用于治疗感冒发热、眼结膜炎、肺热咳嗽、湿热黄疸、急性胃肠炎、尿路感染。

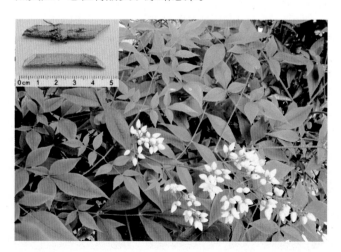

木通

黑色，卵形。

【性味功效】苦，寒。利尿通淋，清心除烦，通经下乳。

【应用】用于治疗淋证、水肿、心烦尿赤、口舌生疮、经闭乳少、湿热痹痛等。

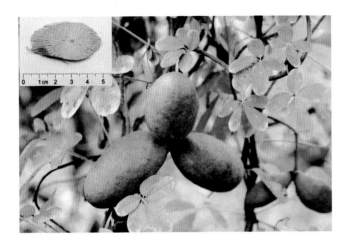

【别名】山通草、八月瓜、羊开口、附通子、丁翁。

【来源】为木通科植物木通*Akebia quinata*（Thunb.）Decne的干燥藤茎。

【辨认要点】落叶木质藤本。掌状复叶，小叶5枚，纸质，倒卵形或倒卵状椭圆形，先端圆或凹入，具小凸尖，基部圆或阔楔形，上面深绿色，下面青白色。总状花序腋生，花单性，雄花着生于上部，花萼淡紫色；雌花萼片暗紫色。果孪生或单生，肉质，长卵形。种子多数，

三叶木通

【别名】八月瓜藤、三叶拿藤、活血藤、甜果木通、八月楂。

【来源】为木通科植物三叶木通*Akebia trifoliate*（Thunb.）Koidz.的干燥藤茎。

【辨认要点】落叶木质藤本。掌状复叶互生或在短枝上的簇生；小叶3片，纸质或薄革质，卵形至阔卵形，先端通常钝或略凹入，具小凸尖，基部截平或圆形，边缘具波状齿或浅裂，上面深绿色，下面浅绿色。总状花序。雌、雄花，萼片3，淡紫色、紫褐色。果长圆形，成熟时灰白略带淡紫色；种子多数，扁卵形。

【性味功效】苦，寒。利尿通淋，清心除烦，通经下乳。

【应用】用于治疗淋证、水肿、心烦尿赤、口舌生疮、经闭乳少、湿热痹痛等。

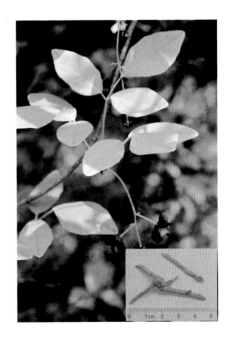

大血藤

【别名】红藤、血藤、大活血红藤。

【来源】为木通科植物大血藤*Sargentodoxa cuneata*（Oliv.）Rehd.et Wils.的干燥藤茎。

【辨认要点】落叶木质藤本。三出复叶，或兼具单叶，小叶革质，顶生小叶近棱状倒卵圆形，先端急尖，基部渐狭成短柄，全缘，侧生小叶斜卵形，先端急尖，基部内面楔形，外面截形或圆形，上面绿色，下面淡绿色。总状花序，雄花与雌花同序或异序，同序时，雄花生于基部。浆果近球形，成熟时黑蓝色。

【性味功效】苦，平。清热解毒，活血，祛风止痛。

【应用】用于治疗肠痈腹痛、热毒疮疡、经闭、痛经、跌扑肿痛、风湿痹痛。

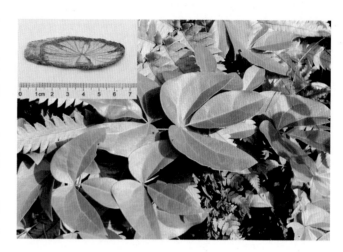

野木瓜

【别名】七叶莲、沙引藤、银山芭蕉、牛芽标。

【来源】为木通科植物野木瓜*Stauntonia chinensis* DC.的干燥带叶茎枝。

【辨认要点】木质藤本。掌状复叶有小叶5~7片，小叶革质，长圆形、椭圆形或长圆状披针形，先端渐尖，基部钝、圆或楔形，边缘略加厚，上面深绿色，有光泽，下面浅绿色。花雌雄同株，雄花萼片外面淡黄色或乳白色，内面紫红色；雌花萼片与雄花的相似但稍大。果长圆形，种子近三角形。

【性味功效】微苦，平。祛风止痛，舒筋活络。

【应用】用于治疗风湿痹痛、腰腿疼痛、头痛、牙痛、痛经、跌打伤痛。

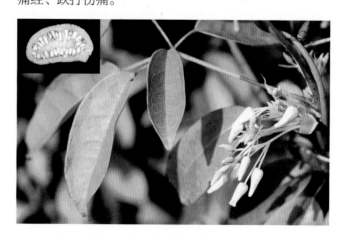

木防己

【性味功效】苦、辛，寒。祛风止痛，利水消肿，解毒。

【应用】用于治疗风湿痹痛、神经痛、肾炎水肿、尿路感染；外治跌打损伤、蛇咬伤。

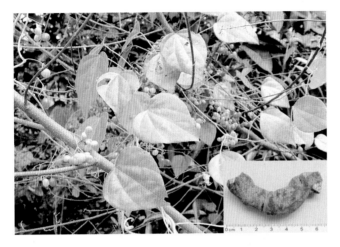

【别名】土防己、青藤根、青藤香、钻骨龙、金锁匙。

【来源】为防己科植物木防己*Cocculus trilobus*（Thunb.）DC.的干燥根。

【辨认要点】木质藤本。叶片纸质至近革质，形状变异极大，自线状披针形至阔卵状近圆形，顶端短尖或钝而有小凸尖，有时微缺或2裂，边全缘或3裂，两面被密柔毛至疏柔毛。聚伞花序，雌雄同株。核果近球形，红色至紫红色，果核骨质。

白药子

雄蕊；雌花萼片1，花瓣2，肉质。核果阔倒卵圆形，成熟时红色。

【性味功效】苦、辛，凉。清热消痰，凉血解毒，止痛。

【应用】用于治疗咽痛喉痹、咳嗽、吐血、衄血、金创出血、热毒痈肿、瘰疬。

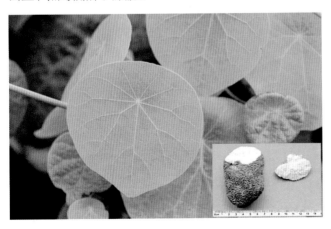

【别名】金线吊蛤蟆、独角乌桕、白药、铁秤砣。

【来源】为防己科植物金线吊乌龟*Stephania cepharantha* `Hayata的干燥块根。

【辨认要点】草质藤本；块根团块状或近圆锥状。叶纸质，三角状扁圆形至近圆形，全缘或多少浅波状，顶端具小凸尖，基部圆或近截平，全缘或多少浅波状。雌雄花序同形，均为头状花序。雄花萼片匙形或近楔形，花瓣3或4（少6），聚药

千金藤

【别名】公老鼠藤、野桃草、爆竹消、土番薯、山乌龟。

【来源】为防己科植物千金藤 *Stephania japonica* (Thunb.) Miers. 的干燥根。

【辨认要点】木质藤本。根条状，褐黄色。叶纸质或坚纸质，通常三角状近圆形或三角状阔卵形，长与宽近相等或略小，顶端有小凸尖，基部通常微圆，下面粉白。复伞形聚伞花序腋生；雄花萼片6或8膜质，倒卵状椭圆形至匙形，花瓣3或4，黄色；雌花萼片和花瓣各3~4片。果倒卵形，熟时红色。

【性味功效】苦，寒。清热解毒，祛风利湿。

【应用】用于治疗疟疾、痢疾、风湿痹痛、水肿、淋浊、咽喉肿痛、痈肿、疮疖。

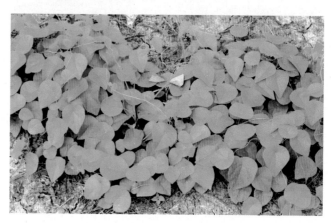

防己

【别名】石蟾蜍、粉防己。

【来源】为防己科植物粉防己 *Stephania tetrandra* S.Moore的干燥根。

【辨认要点】草质藤本。主根肉质，柱状。叶纸质，阔三角形，顶端有凸尖，基部微凹或近截平，两面或仅下面被贴伏短柔毛。花序头状，总状式排列。雄花萼片4或有时5，通常倒卵状椭圆形，花瓣5，肉质，边缘内折；雌花花萼、花瓣与雄花相似。核果近球形，红色。

【性味功效】苦，寒。祛风止痛，利水消肿。

【应用】用于治疗风湿痹痛、水肿脚气、小便不利、湿疹疮毒。

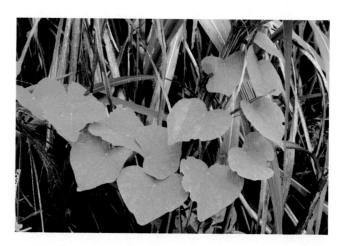

种子球形，黑色。

【性味功效】甘、涩，平。益肾固精，补脾止泻，除湿止带。

【应用】用于治疗遗精滑精、遗尿尿频、脾虚久泻、白浊、带下。

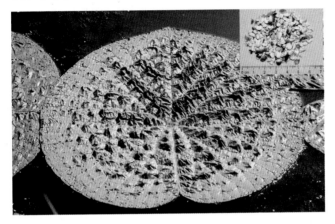

芡实

【别名】鸡头米、鸡头、鸡头荷、鸡头莲、假莲藕。

【来源】为睡莲科植物芡实*Euryale ferox* Salisb的干燥成熟种仁。

【辨认要点】一年生大型水生草本。沉水叶箭形或椭圆肾形；浮水叶革质，椭圆肾形至圆形，盾状，全缘，下面带紫色，有短柔毛，两面在叶脉分枝处有锐刺；叶柄及花梗粗壮，皆有硬刺。萼片披针形；花瓣紫红色；无花柱，柱头红色。浆果球形，污紫红色，外面密生硬刺；

莲子

【别名】莲花、芙蓉、荷花、菡萏。

【来源】为睡莲科植物莲*Nelumbo nucifera* Gaertn.的干燥成熟种子。

【辨认要点】多年生水生草本；根状茎横生，肥厚，节间膨大，内有多数纵行通气孔道，节部缢缩。叶圆形，盾状，全缘稍呈波状，上面光滑，具白粉；叶柄圆柱形中空，外面散生小刺。花瓣多数，红色、粉红色或白色，矩圆状椭圆形至倒卵形。坚果椭圆形或卵形，果皮革质，坚硬，熟时黑褐色；种子卵形或椭圆形。

【性味功效】甘、涩，平。补脾止泻，止带，益肾涩精，养心安神。

【应用】用于治疗脾虚泄泻、带下、遗精、心悸失眠等。

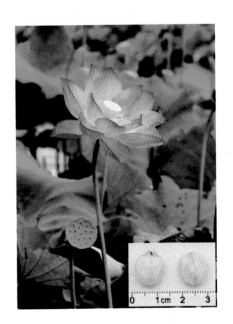

金鱼藻

【别名】细草、软草、灯笼丝、鱼草松藻。

【来源】为金鱼藻科植物金鱼藻 *Ceratophyllum demersum* L.的干燥全草。

【辨认要点】多年生沉水草本；茎平滑，具分枝。叶4~12轮生，1~2次二叉状分歧，裂片丝状，或丝状条形，先端带白色软骨质，边缘仅一侧有数细齿。花小，苞片9~12，条形，透明，先端有3齿及带紫色毛；雄蕊10~16，微密集；子房卵形，花柱钻状。坚果宽椭圆形黑色，平滑，有3刺。

【性味功效】甘、淡，凉。凉血止血，清热利水。

【应用】用于治疗血热吐血、咳血、热淋涩痛等。

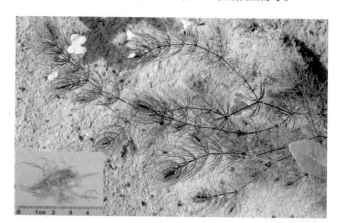

鱼腥草

【别名】蕺菜、鱼鳞草、臭菜、狗贴耳、侧耳根。

【来源】为三白草科植物蕺菜 *Houttuynia cordata* Thunb.的新鲜全草或干燥地上部分。

【辨认要点】草本；茎下部伏地，节上轮生小根，上部直立，无毛或节上被毛，有时带紫红色。叶薄纸质，有腺点，背面尤甚，卵形或阔卵形，顶端短渐尖，基部心形，背面常呈紫红色；托叶膜质，下部与叶柄合生而成鞘，略抱茎。总苞片长圆形或倒卵形，顶端钝圆；雄蕊长于子房，花丝长为花药的3倍。蒴果。

【性味功效】辛，微寒。清热解毒，消痈排脓，利尿通淋。

【应用】用于治疗肺痈吐脓、痰热喘咳、热痢、热淋、痈肿疮毒。

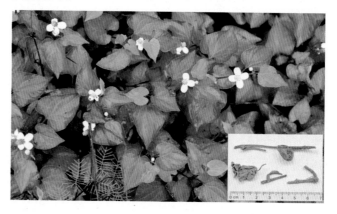

三白草

毛；雄蕊6枚，花药长圆形，纵裂。果近球形，表面多疣状凸起。

【性味功效】甘、辛，寒。利尿消肿，清热解毒。

【应用】用于治疗水肿、小便不利、淋沥涩痛、带下；外治疮疡肿毒、湿疹。

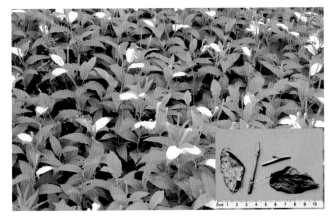

【别名】塘边藕、过山龙、白舌骨、白面姑。

【来源】为三白草科植物三白草 *Saururus chinensis*（Lour.）Baill.的干燥地上部分。

【辨认要点】湿生草本；茎粗壮，有纵长粗棱和沟槽。叶纸质，密生腺点，阔卵形至卵状披针形，顶端短尖或渐尖，基部心形或斜心形，两面均无毛，上部的叶较小，茎顶端的2~3片于花期常为白色，呈花瓣状。花序白色，苞片近匙形，被柔

山蒟

的穗状花序。浆果球形，黄色。

【性味功效】辛，温。祛风湿，强腰膝。

【应用】用于治疗风湿痛、风寒骨痛、腰膝无力、肌肉萎缩、咳嗽气喘。

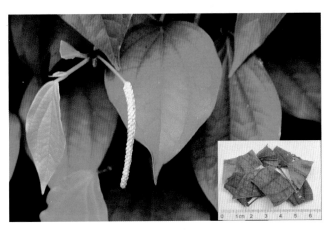

【别名】酒饼藤、石蒟、穿壁风、爬岩香、上树风。

【来源】为胡椒科植物山蒟 *Piper hancei* Maxim.的干燥茎叶。

【辨认要点】攀援藤本；茎、枝具细纵纹，节上生根。叶纸质或近革质，卵状披针形或椭圆形，少有披针形，顶端短尖或渐尖，基部渐狭或楔形，有时钝，通常相等或有时略不等；叶鞘长约为叶柄之半。花单性，雌雄异株，聚集成与叶对生

四叶细辛

【别名】四块瓦、大四块瓦、四大天王、白毛七。

【来源】为金粟兰科植物多穗金粟兰 *Chloranthus multistachys* Pei的干燥根及全草。

【辨认要点】多年生草本；根状茎粗壮；茎直立。叶对生，坚纸质，椭圆形至宽椭圆形、卵状椭圆形或宽卵形，顶端渐尖，基部宽楔形至圆形，边缘具粗锯齿或圆锯齿。穗状花序；苞片宽卵形或近半圆形；花小，白色；子房卵形，无花柱，柱头截平。核果球形，绿色，表面有小腺点。

【性味功效】苦、辛，微温，有小毒。活血，散瘀，祛风解毒。

【应用】用于治疗跌打骨折、腰腿痛、感冒、白带、疔肿、皮肤瘙痒等。

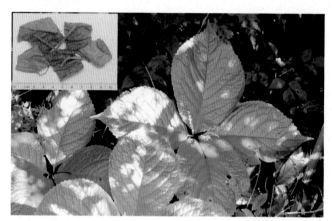

肿节风

【别名】接骨金粟兰、九节风、九节茶、满山香。

【来源】为金粟兰科植物草珊瑚 *Sarcandra glabra*（Thunb.）Nakai的干燥全草。

【辨认要点】常绿半灌木；茎与枝均有膨大的节。叶革质常椭圆形，顶端渐尖，基部尖或楔形，边缘具粗锐锯齿；叶柄基部合生成鞘状；托叶钻形。穗状花序顶生，通常分枝；苞片三角形；花黄绿色；雄蕊1枚，肉质，棒状至圆柱状；子房球形或卵形，无花柱，柱头近头状。核果球形，熟时亮红色。

【性味功效】苦、辛，平。清热凉血，活血消斑，祛风通络。

【应用】用于治疗血热发斑发疹、风湿痹痛、跌打损伤。

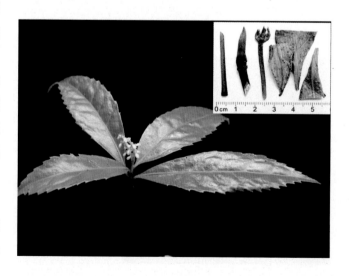

黄绿色；一侧渐延伸成舌片，卵状披针形。蒴果近球形，成熟时黄绿色。

【性味功效】苦，微寒。清肺降气，止咳平喘，清肠消痔。

【应用】用于治疗肺热咳喘、痰中带血、肠热痔血、痔疮肿痛。

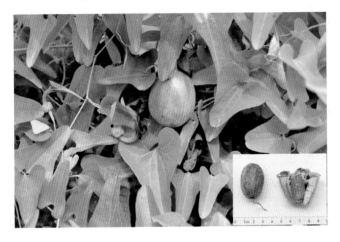

马兜铃

【别名】兜铃根、野木香根、青木香、一点气、三百银药。

【来源】为马兜铃科植物马兜铃 *Aristolochia debilis* Sieb.et Zucc.的干燥成熟果实。

【辨认要点】草质藤本。叶纸质，卵状三角形，长圆状卵形或戟形，顶端钝圆或短渐尖，基部心形，两侧裂片圆形，下垂或稍扩展。花单生或2朵生叶腋；花被基部膨大呈球形，与子房连接处具关节，向上收狭成一长管，管口扩大呈漏斗状，

【性味功效】辛，温。散风逐寒，消痰行水，活血，平喘，定痛。

【应用】用于治疗风寒感冒、痰饮喘咳、水肿、风湿、跌打损伤、头疼、龋齿痛、疝气腹痛。

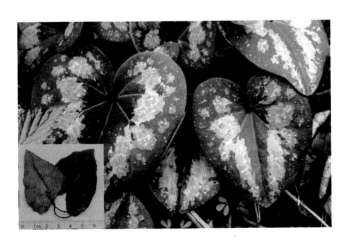

杜衡

【别名】马辛、双龙麻消。

【来源】为马兜铃科植物杜衡 *Asarum forbesii* Maxim.的干燥全草。

【辨认要点】多年生草本；根状茎短，根丛生。叶片阔心形至肾心形，先端钝或圆，基部心形，中脉两旁有白色云斑，脉上及其近边缘有短毛。花暗紫色；花被管钟状或圆筒状，喉部不缢缩，花被裂片直立，卵形，宽和长近相等；子房半下位，花柱离生，顶端2浅裂，柱头卵状，侧生。

细辛

【别名】华细辛、垂盆细辛。

【来源】为马兜铃科植物细辛*Asarum siebeldii* Miq.的干燥根及根茎。

【辨认要点】多年生草本；根状茎直立或横走。叶2枚，叶片心形或卵状心形，先端渐尖或急尖，基部深心形，两侧裂片顶端圆形，叶面疏生短毛。花紫黑色；花被管钟状，裂片三角状卵形；雄蕊着生子房中部，花丝与花药近等长。果近球状，棕黄色。

【性味功效】辛，温。解表散寒，祛风止痛，通窍，温肺化饮。

【应用】用于治疗风寒感冒、头痛、牙痛、鼻塞流涕、鼻衄、鼻渊、风湿痹痛、痰饮喘咳。

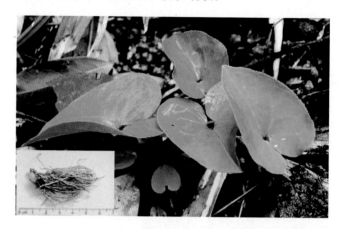

猕猴桃

【别名】藤梨、羊桃、阳桃、羊桃藤、狐狸桃。

【来源】为猕猴桃科植物中华猕猴桃 *Actinidia chinensis* Planch.的干燥成熟果实。

【辨认要点】大型落叶藤本；幼枝被褐色长硬毛。叶纸质，倒阔卵形至倒卵形，顶端截平形并中间凹入或具突尖等，基部钝圆形、截平形至浅心形，边缘具脉出的睫状小齿，腹面深绿色，背面苍绿色，密被灰白色或淡褐色星状绒毛。聚伞花序；花初时白色，后变淡黄色；花瓣、萼片5片。果黄褐色，近球形，被毛。

【性味功效】甘、酸，寒。解热，止渴，健胃，通淋。

【应用】用于治疗烦热、消渴、肺热干咳、消化不良、湿热黄疸、石淋、痔疮。

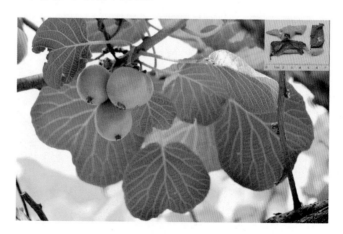

和基部桃红色，倒卵形。果柱状卵珠形，密被不脱落的乳白色绒毛。

【性味功效】甘、酸，寒。解热，止渴，健胃，通淋。

【应用】用于治疗烦热、消渴、肺热干咳、消化不良、湿热黄疸、石淋、痔疮。

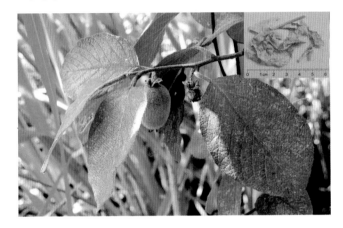

毛花猕猴桃

【别名】毛冬瓜、毛花杨桃、白藤梨。

【来源】为猕猴桃科植物毛花猕猴桃 *Actinidia eriantha* Benth.的干燥成熟果实。

【辨认要点】落叶藤本；小枝、叶柄、花序和萼片密被乳白色毛。叶软纸质，卵形至阔卵形，顶端短尖，基部圆形、截形，边缘具硬尖小齿，腹面草绿色，幼时被糙伏毛，后秃净，背面粉绿色，密被乳白色或淡污黄色星状绒毛。聚伞花序，花瓣顶端和边缘橙黄色，中央

油茶子

【性味功效】苦、甘，平，有毒。行气，润肠，杀虫。

【应用】用于治疗气滞腹痛、肠燥便秘、蛔虫、钩虫、疥癣瘙痒。

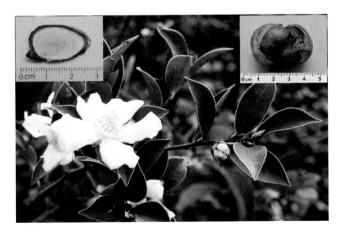

【别名】茶子心、茶籽。

【来源】为山茶科植物油茶 *Camellia oleifera* Abel的干燥成熟种子。

【辨认要点】灌木或中乔木；嫩枝有粗毛。叶革质，椭圆形、长圆形或倒卵形，先端尖而有钝头，基部楔形，边缘有细锯齿。花顶生，背面有贴紧柔毛或绢毛，花瓣白色，5~7枚，倒卵形；子房有黄长毛，3~5室，花柱无毛，先端不同程度3裂。蒴果球形或卵圆形，3室或1室，每室有种子1粒或2粒。

小连翘

【别名】小翘、七层兰、瑞香草、排草、排香草。

【来源】为藤黄科植物小连翘*Hypericum erectum* Thunb.ex Murray的全草。

【辨认要点】多年生草本。叶对生，坚纸质，无柄，狭长椭圆形、倒卵形或卵状椭圆形，先端钝，基部心形抱茎，边缘全缘，内卷，上面绿色，下面淡绿色，近边缘密生腺点。聚伞花序顶生或腋生，花瓣黄色，倒卵状长圆形；雄蕊3束，宿存，每束有雄蕊8~10枚，花药具黑色腺点。蒴果卵形，种子绿褐色，圆柱形。

【性味功效】辛，平。活血，止血，调经，通乳，消肿，止痛。

【应用】治吐血、衄血、子宫出血、月经不调、乳汁不通、疖肿、跌打损伤。

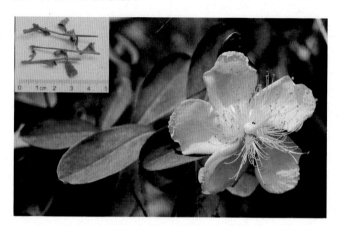

地耳草

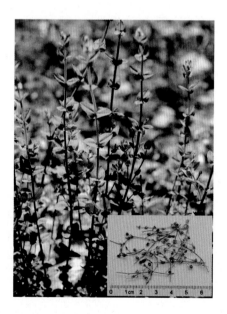

【别名】田基黄、水榴子、香草、斑鸠窝、雀舌草。

【来源】为藤黄科植物地耳草*Hypericum japonicum* Thunb.ex Murray的全草。

【辨认要点】一年生草本。茎有4棱。叶无柄，叶片通常卵形或卵状三角形至长圆形或椭圆形，先端近锐尖至圆形，基部心形抱茎至截形，边缘全缘，坚纸质，全面散布透明腺点。两歧聚伞花序顶生，花小，花瓣白色、淡黄至橙黄色，椭圆形或长圆形。蒴果短圆柱形至圆球形。

【性味功效】苦、甘，凉。清热利湿，消肿解毒。

【应用】治传染性肝炎、泻痢、小儿惊风、疳积、喉蛾、肠痈、疖肿、蛇咬伤。

元宝草

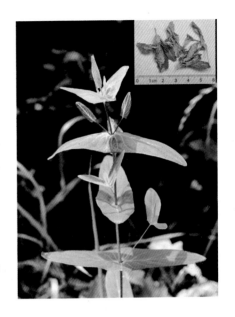

【别名】茅草香子、灯台、双合合、对叶草、排草。

【来源】为藤黄科植物元宝草*Hypericum sampsonii* Hance的全草。

【辨认要点】多年生草本。叶对生，无柄，其基部完全合生为一体而茎贯穿其中心，或宽或狭的披针形至长圆形或倒披针形，先端钝形或圆形，基部较宽，全缘，坚纸质，上面绿色，下面淡绿色，边缘密生有黑色腺点，全面散生透明或间有黑色腺点。聚伞花序顶生，花小，花瓣淡黄色，椭圆状长圆形。蒴果卵圆形。

【性味功效】苦、辛，凉。活血，止血，解毒。

【应用】治吐血、衄血、月经不调、跌扑闪挫、痈肿疮毒。

茅膏菜

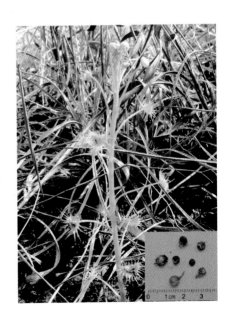

【别名】石龙芽草、捕虫草、一粒金丹。

【来源】为茅膏菜科植物光萼茅膏菜*Drosera peltata* Smith var. *glabrata* Y. Z.Ruan的全草。

【辨认要点】多年生草本，淡绿色，具紫红色汁液。鳞茎状球茎紫色。基生叶密集成近一轮，退化；茎生叶稀疏，盾状，互生，叶片半月形或半圆形，基部近截平，叶缘密具单一或成对而一长一短的头状粘腺毛，背面无毛。螺状聚伞花序生于枝顶和茎顶，花瓣楔形，白色、淡红色或红色，基部有黑点或无。蒴果。

【性味功效】甘、辛，平，有毒。止血，镇痛。

【应用】治胃病、赤白痢、小儿疳积、跌打损伤。

夏天无

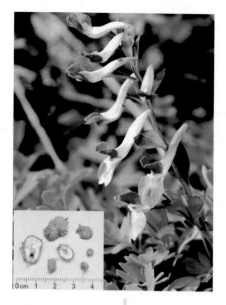

【别名】伏地延胡索、伏生紫堇、一粒金丹、落水珠。

【来源】为罂粟科植物夏天无 *Corydalis decumbens*（Thunb.）Pers. 的干燥块茎。

【辨认要点】多年生草本。块茎近球形，直径4~15mm。茎柔弱，不分枝，具2~3叶。叶二回三出，小叶片倒卵圆形，全缘或深裂成卵圆形或披针形的裂片。总状花序顶生，花近白色至淡粉红色或淡蓝色。外花瓣顶端下凹，上花瓣多少上弯，距稍短于瓣片，渐狭，平直或稍上弯，下花瓣宽匙形。蒴果线形，多少扭曲。

【性味功效】苦、微辛，温。活血通络，行气止痛。

【应用】用于治疗中风偏瘫、跌扑损伤、风湿性关节炎、坐骨神经痛。

血水草

【别名】水黄连、广扁线、捆仙绳、鸡爪连、黄水芋。

【来源】为罂粟科植物血水草 *Eomecon chionantha* Hance 的根及根茎。

【辨认要点】多年生草本，具红黄色液汁。根橙黄色，根茎匍匐。叶全部基生，叶片心形或心状肾形，稀心状箭形，先端渐尖或急尖，基部耳垂，边缘呈波状，表面绿色，背面灰绿色。聚伞状伞房花序，苞片和小苞片卵状披针形，花瓣倒卵形，白色。蒴果狭椭圆形。

【性味功效】苦、辛，凉，有小毒。清热解毒，散瘀止痛。

【应用】治风热目赤肿痛、咽喉疼痛、尿路感染、疮疡疖肿、毒蛇咬伤等。

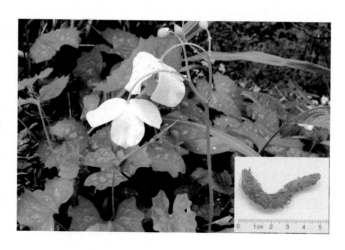

蒴果狭倒卵形或倒披针形，先端圆或钝，基部渐狭。

【性味功效】辛、苦，温，有毒。消肿，解毒，杀虫。

【应用】治指疔、脓肿、急性扁桃体炎、中耳炎、滴虫性阴道炎、下肢溃疡。

博落回

【别名】落回、号筒草、勃勒回、号筒秆、土霸王。

【来源】为罂粟科植物博落回 *Macleaya cordata*（Wild.）R.Br.的带根全草。

【辨认要点】多年生草本，具乳黄色浆汁。茎绿色，有白粉。单叶互生，宽卵形或近圆形，先端急尖、渐尖、钝或圆形，通常7或9深裂或浅裂，裂片半圆形、方形或其他，边缘波状、缺刻状，表面绿色，背面多白粉。圆锥花序顶生或腋生。

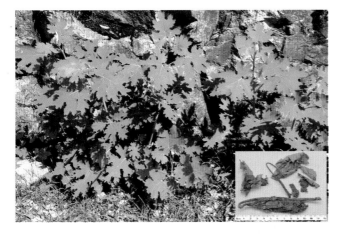

荠菜

【性味功效】甘，平。和脾，利水，止血，明目。

【应用】用于治疗痢疾水肿、淋病、乳糜尿、吐血、便血、血崩、目赤肿疼等。

【别名】荠、荠实、菥蓂子、荠实、粽子。

【来源】为十字花科植物荠 *Capsella bursa-pastoris*（L.）Medic.的全草。

【辨认要点】一或二年生草本。茎直立，单一或从下部分枝。基生叶丛生呈莲座状，大头羽状分裂，顶裂片卵形至长圆形，侧裂片3~8对，长圆形至卵形；茎生叶窄披针形或披针形。总状花序顶生及腋生，十字花白色。短角果倒三角形或倒心状三角形。种子2行，长椭圆形。

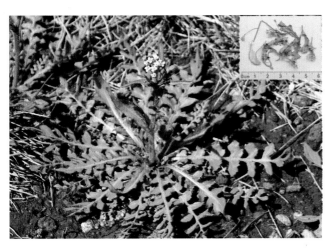

葶苈子

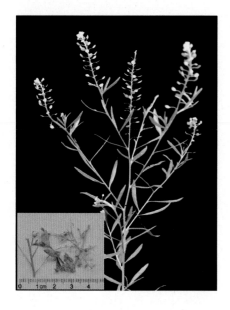

【别名】大适、大室、鼠蒿、丁历。

【来源】为十字花科植物北美独行菜*Lepidium virginicum* L.的干燥种子。

【辨认要点】一年或二年生草本。茎单一，直立，上部分枝。基生叶倒披针形，羽状分裂或大头羽裂，裂片不等，卵形或长圆形，边缘有锯齿，两面有短伏毛；茎生叶有短柄，倒披针形或线形，顶端急尖，基部渐狭，边缘有尖锯齿或全缘。总状花序顶生，花小，白色。短角果扁圆形。种子卵形，红褐色。

【性味功效】辛、苦，大寒。泻肺平喘，行水消肿。

【应用】治肺壅喘急、痰饮、咳嗽、水肿胀满。

蔊菜

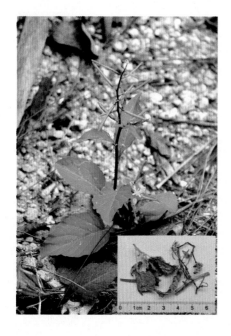

【别名】黄瓜草、野萝卜、辣米菜、塘菖菜、诸葛菜。

【来源】为十字花科植物蔊菜*Rorippa indica*（L.）Hiern.的全草。

【辨认要点】二年生草本。茎直立或卧伏地上，近基部分枝。叶形多变化，通常大头羽状分裂，顶端裂片大，卵状披针形，边缘具不整齐牙齿，侧裂片1~5对；茎上部叶片宽披针形或匙形，边缘具疏齿，具短柄或基部耳状抱茎。花淡黄色，顶生或腋生总状花序。长角果线形。

【性味功效】辛、苦，凉。去冷气，利胸隔，豁冷痰，退热止咳，健胃化食。

【应用】治腹内久寒、饮食不消、心腹痛、心胃痛。外治火烫。

路路通

形，由木质蒴果集成，果内有1~2粒具翅发育种子。

【性味功效】苦，平。祛风除湿，疏肝活络，利水。

【应用】用于治疗肢体痹痛、手足拘挛、月经不调、胃痛、水肿、胀满等。

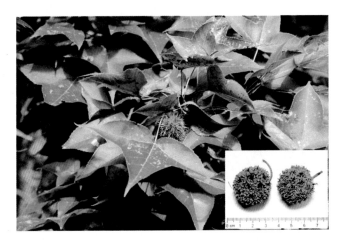

【别名】湾香胶树、枫子树、香枫、白胶香。

【来源】为金缕梅科植物枫香树 *Liquidambar formosana* Hance的果实。

【辨认要点】落叶乔木，树液有芳香。叶薄革质，阔卵形，掌状3裂，中央裂片较长，尾状渐尖；两侧裂片平展；基部心形；掌状脉3~5条。花单性同株，无花瓣。雄性短穗状花序常多个排成总状，雌性头状花序有花24~43朵。头状果序圆球

檵木

【性味功效】苦、涩，平。收敛止血，清热解毒，止泻。

【应用】用于治疗出血证、水火烫伤、泄泻痢疾。

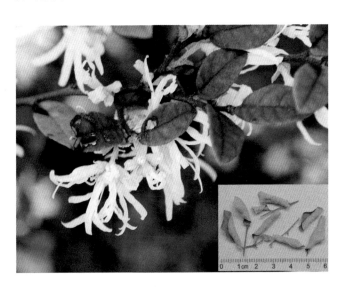

【别名】枳木、桎木、鸡寄、鱼骨勒。

【来源】为金缕梅科植物檵木 *Loropetalum chinense*（R.Br.）Oliv. 的根及叶。

【辨认要点】常绿或半落叶灌木至小乔木。叶革质，卵形，先端尖锐，基部钝，不等侧，上面略有粗毛或秃净，全缘。花3~8朵簇生，有短花梗，白色，花瓣4片，带状，先端圆或钝。蒴果卵圆形，被褐色星状绒毛。种子圆卵形，黑色，发亮。

珠芽景天

【别名】小箭草、马屎花、珠芽石板菜。

【来源】为景天科植物珠芽景天 *Sedum bulbiferum* Makino的全草。

【辨认要点】多年生肉质草本。茎纤细，直立或倾斜，节上生根。单叶互生，匙状长卵形或倒卵形，长1~2cm，先端尖或钝，上部常有乳头状突起。花序聚伞状，分枝3，常再二歧分枝；花瓣5，黄色，披针形，先端有短尖。蓇葖果。种子长圆形，有乳头状突起，无翅。

【性味功效】涩，凉。散寒，理气。

【应用】治寒热疟疾、食积腹痛、风湿瘫痪及瘟疫发疹。

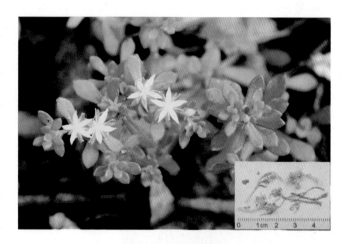

佛甲草

【别名】火烧草、火焰草、佛指甲、狗牙半支。

【来源】为景天科植物佛甲草 *Sedum lineare* Thunb.的全草。

【辨认要点】多年生肉质草本。3叶轮生，少有4叶轮或对生的，叶线形，先端钝尖，基部无柄，有短距。花序聚伞状，顶生，疏生花，中央有一朵有短梗的花，另有2~3分枝，分枝常再2分枝，着生花无梗；萼片5，线状披针形，不等长，不具距，先端钝；花瓣5，黄色，披针形，先端急尖，基部稍狭。蓇葖果。

【性味功效】甘，寒。清热，消肿，解毒。

【应用】治咽喉肿痛、痈肿、疔疮、丹毒、烫伤、蛇咬伤、黄疸、痢疾。

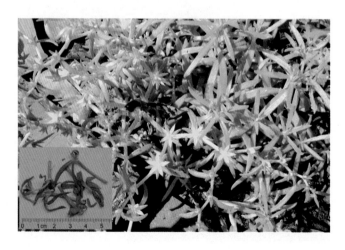

卵形。

【性味功效】甘，凉。清热利湿。

【应用】用于治疗急性肝炎、迁延性肝炎、慢性肝炎。

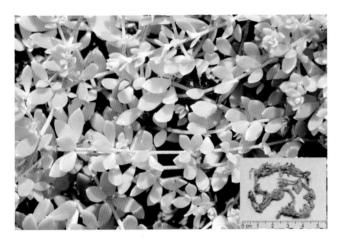

垂盆草

【别名】狗牙齿、三叶佛甲草。

【来源】为景天科植物垂盆草*Sedum sarmentosum* Bunge.的全草。

【辨认要点】多年生草本，肉质。不育枝及花茎细，匍匐而节上生根。3叶轮生，叶倒披针形至长圆形，先端近急尖，基部急狭，有距。聚伞花序，有3~5分枝，花少，花无梗；萼片5，披针形至长圆形，先端钝，基部无距；花瓣5，黄色，披针形至长圆形，先端有稍长的短尖。种子

大落新妇

【别名】小升麻。

【来源】为虎耳草科植物大落新妇*Astilbe grandis* Stapf ex Wils的根茎。

【辨认要点】多年生草本，根状茎粗壮。二至三回三出复叶至羽状复叶；小叶片卵形、狭卵形至长圆形，顶生者有时为菱状椭圆形，先端短渐尖至渐尖，边缘有重锯齿，基部心形、偏斜圆形至楔形，腹面被糙伏腺毛，背面沿脉生短腺毛，有时亦杂有长柔毛。圆锥花序顶生。蓇葖果。

【性味功效】辛、苦，温。散瘀止痛，祛风除湿，清热止咳。

【应用】治筋骨酸痛、无力。

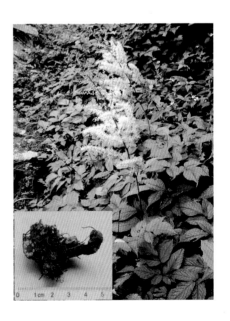

常山

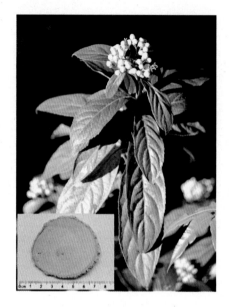

【别名】互草、恒山、七叶、鸡骨常山。

【来源】为虎耳草科植物常山*Dichroa febrifuga* Lour.的干燥根。

【辨认要点】落叶灌木。根圆柱形，常分歧，弯曲扭转。茎枝圆形，有节，幼时被棕黄色短毛。叶对生，椭圆形、倒卵形、椭圆状长圆形或披针形广披针形，先端渐尖，基部楔形，边缘有锯齿，幼时两面均疏被棕黄色短毛。伞房状圆锥花序顶生，花浅蓝色，苞片线状披针形，花萼管状，淡蓝色。浆果圆形蓝色。

【性味功效】苦、辛，寒。涌吐痰涎，截疟。

【应用】用于治疗痰饮停聚、胸膈痞塞、疟疾。

虎耳草

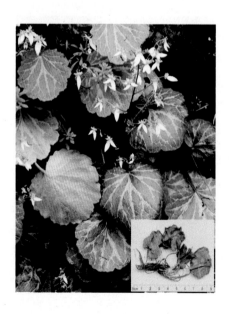

【别名】石荷叶、金线吊芙蓉、老虎耳、金丝荷叶、耳朵红。

【来源】为虎耳草科植物虎耳草*Saxifraga stolonifera* Meerb.的全草。

【辨认要点】多年生小草本，全体被毛。匍匐茎细长，紫红色，有时生出叶与不定根。叶基生，通常数片；叶片圆形至云肾形，肉质，宽4~9cm，边缘浅裂，疏生尖锐牙齿；下面红紫色，被腺毛，有斑点。花白色，上面3瓣较小，卵形，有黄色斑点，下面2瓣较大，披针形，倒垂，形似虎耳。蒴果卵圆形。

【性味功效】微苦、辛，寒，有小毒。祛风，清热，凉血解毒。

【应用】治风疹、湿疹、中耳炎、丹毒、咳嗽吐血、肺痈、崩漏、痔疾。

【性味功效】苦，微温。解毒，利湿，活血，消肿。

【应用】治蛇咬伤、关节疼痛、痈疽疮疖、跌打伤折、皮肤湿疹。

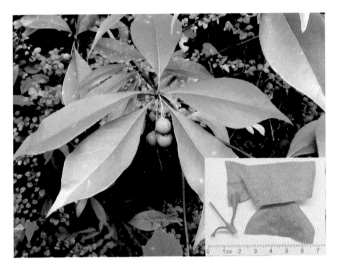

海金子

【别名】崖花海桐、崖花子。

【来源】为海桐科植物海金子 *Pittosporum illicioides* Makino的根、叶及种子。

【辨认要点】常绿灌木，嫩枝无毛，老枝有皮孔。叶生于枝顶，3~8片簇生，呈假轮生状，薄革质，倒卵状披针形或倒披针形，先端渐尖，基部窄楔形，常向下延，上面深绿色，干后仍发亮，下面浅绿色，无毛。伞形花序顶生，有花2~10朵。蒴果近圆形。

龙芽草

【别名】仙鹤草、地仙草、狼牙草、老金丹。

【来源】为蔷薇科植物龙芽草*Agrimonia pilosa* Ledeb.的干燥地上部分。

【辨认要点】多年生草本。根茎短，基部常有1至数个地下芽。叶为间断奇数羽状复叶，通常有小叶3~4对，稀2对，小叶片无柄或有短柄，倒卵形，倒卵椭圆形或倒卵披针形，顶端急尖至圆钝，基部楔形至宽楔形，边缘有急尖到圆钝锯齿，上面被疏柔毛。总状花序1~3生茎顶，花瓣黄色。瘦果倒圆锥形。

【性味功效】苦、涩，平。收敛止血，截疟，止痢，补虚。

【应用】用于治疗痈肿疮毒、血痢、咯血、崩漏下血、脱力劳伤等。

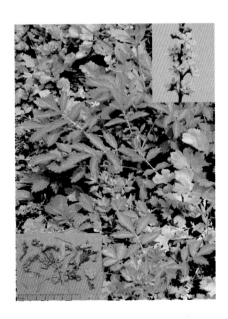

南山楂

【别名】小叶山楂、酸里红子、山果子。

【来源】为蔷薇科植物野山楂*Crataegus cuneata* Sieb.et Zucc.的干燥成熟果实。

【辨认要点】落叶灌木，枝具刺。叶片宽倒卵形至倒卵状长圆形，先端急尖，基部楔形，下延连于叶柄，边缘有不规则重锯齿，顶端常有3或稀5~7浅裂片，上面无毛，有光泽，下面具稀疏柔毛。伞房花序，3~7花丛生，萼片5，花瓣5，白色。梨果球形或扁球形，红色或黄色，有宿存反折萼片，内具种子5粒。

【性味功效】酸、甘，微温。消食化积，祛瘀通经。

【应用】用于治疗消化不良、胃脘胀满、肠炎、瘀血经闭等。

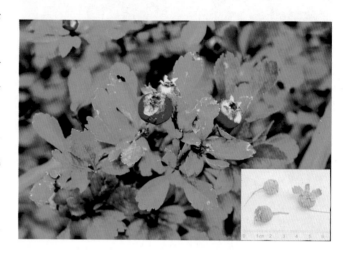

蛇莓

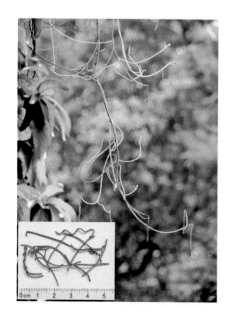

【别名】蛇泡草、三叶莓、地杨梅、龙吐珠。

【来源】为蔷薇科植物蛇莓*ADuchesnea indica*（Andr.）Focke的干燥全草。

【辨认要点】多年生草本，被有白色柔毛。细长匍匐茎多数，节节生根。基生叶数个，茎生叶互生，均为三出复叶，具托叶，小叶菱状卵形，边缘具钝锯齿。花单生于叶腋，卵形萼片5，倒卵形副萼片5，比萼片长，花瓣5，黄色。聚合瘦果成熟时花托膨大，海绵质，红色。

【性味功效】苦、甘，寒。清热凉血，消肿解毒。

【应用】用于治疗热病、惊痫、咽喉肿痛、蛇虫咬伤等。

枇杷叶

【性味功效】苦，微寒。清肺止咳，降逆止呕。

【应用】用于治疗肺热咳嗽、气逆喘急、胃热呕逆、烦热口渴等。

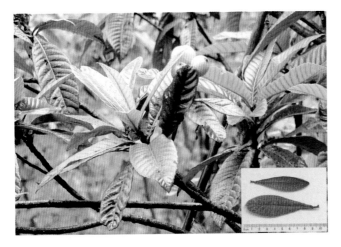

【别名】芦橘、金丸、芦枝。

【来源】为蔷薇科植物枇杷 *Eriobotrya japonica* Lindl.的干燥叶。

【辨认要点】常绿小乔木，被锈色绒毛。革质单叶互生，长椭圆形至倒卵状披针形，先端急尖或渐尖，基部楔形或渐狭成叶柄，上部边缘有疏锯齿，基部全缘，上面光亮，多皱，下面密生灰棕色绒毛。圆锥花序顶生，花瓣5，长圆形或卵形，白色。果圆形或近圆形，黄色或橙黄色。

石楠叶

【性味功效】辛、苦，平，有小毒。祛风补肾。

【应用】用于治疗风湿筋骨痛、腰背酸痛、阳痿遗精等。

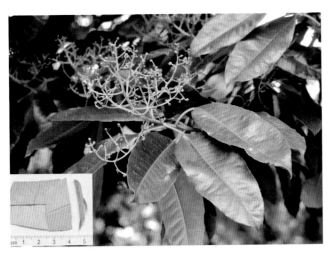

【别名】红树叶、细齿石楠、水红树，千年红。

【来源】为蔷薇科植物石楠 *Photinia serrulata* Lindl.的干燥叶。

【辨认要点】常绿灌木或小乔木，小枝灰褐色。叶片革质，长椭圆形、长倒卵形或倒卵状椭圆形，先端尾尖，基部圆形或宽楔形，边缘有疏生具腺细锯齿，近基部全缘，上面光亮。复伞房花序顶生，花萼5裂，花瓣5，近圆形，白色。果球状，成熟时由橙黄色变为红色或紫褐色。

翻白草

【别名】鸡脚草、叶下白、白背叶、天青地白。

【来源】为蔷薇科植物翻白草*Potentilla discolor* Bge.的干燥全草。

【辨认要点】多年生草本，根粗壮，上部多分枝，下部肥厚呈纺锤状。直立茎密被白色绒毛。羽状复叶，基生叶有长圆形小叶2~4对，对生或互生，托叶膜质，茎生叶有掌状3~5小叶，托叶草质。聚伞花序，花萼5裂，花瓣5，黄色倒卵形。瘦果光滑近肾形。

【性味功效】甘、微苦，平。清热解毒，止血，止痢。

【应用】用于治疗湿热泻痢、痈肿疮毒、血热出血、肺热咳喘等。

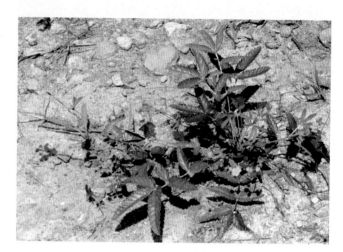

蛇含委陵菜

【别名】蛇衔、五匹风、五爪风、五叶蛇莓。

【来源】为蔷薇科植物蛇含委陵菜*Potentilla kleiniana* Wight.et Arn.的干燥全草。

【辨认要点】多年生草本，主根短，侧根如须状丛生。茎细长多数，具疏生的绢状毛。基生叶具长柄，茎生叶柄短，掌状复叶小叶3~5，边缘上部有粗锯齿，下部全缘，托叶阔披针形。圆锥状聚伞花序顶生，萼片5，花瓣5，黄色倒心形。瘦果近圆形，具皱纹。

【性味功效】苦、辛，凉。清热，解毒。

【应用】用于治疗惊痫高热、咳嗽、湿痹、痈疽癣疮等。

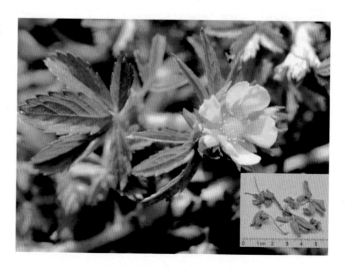

金樱子

【别名】白玉带、刺榆子、金壶瓶、下山虎、糖罐子。

【来源】为蔷薇科植物金樱子*Rosa laevigata* Michx.的干燥成熟果实。

【辨认要点】常绿攀援灌木，茎具倒钩状皮刺和刺毛。奇数羽状复叶互生，小叶革质，通常3，稀5，椭圆状卵形、倒卵形或披针状卵形，先端急尖或圆钝，边缘有锐锯齿。花大，单生于侧枝顶端，花梗粗壮，与萼筒均密被刺毛，花瓣白色，芳香，宽倒卵形，先端微凹。果实倒卵形，紫褐色，外面密被刺毛。

【性味功效】酸、甘、涩，平。固精缩尿，固崩止带，涩肠止泻。

【应用】用于治疗遗精滑精、遗尿尿频、崩漏带下、久泻久痢。

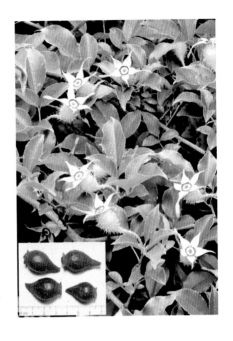

覆盆子

药，熟时红色，密被灰白色柔毛。

【性味功效】甘，平。补肝肾，缩小便，明目，固精。

【应用】用于治疗肾虚遗尿、小便频数、阳痿早泄、遗精滑精。

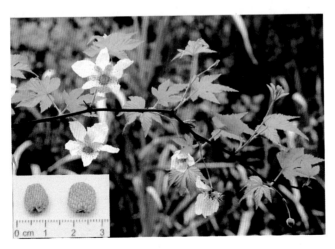

【别名】大号角公、牛奶母、树莓。

【来源】为蔷薇科植物掌叶复盆子*Rubus chingii* Hu的干燥未成熟果实。

【辨认要点】落叶直立灌木，枝具皮刺。单叶，近圆形，掌状5裂，稀3裂或7裂，基部心形，裂片椭圆形或菱状卵形，顶端渐尖，基部狭缩，顶生裂片与侧生裂片近等长或稍长，具重锯齿。花两性，单生，花瓣5，椭圆形，白色，顶端圆钝。果近球形，果实在已饱满未熟时入

山莓

【别名】三月泡、山抛子、刺葫芦。

【来源】为蔷薇科植物山莓*Rubus corchorifolius* L.f.的干燥根。

【辨认要点】落叶灌木，枝具皮刺，幼时被柔毛。单叶互生，卵形至卵状披针形，先端3浅裂或不裂，顶端渐尖，基部微心形，边缘具细齿，主脉及叶柄散生细钩刺，托叶条形。花单朵顶生或与叶对生，花萼5裂，花瓣5，白色，椭圆形，顶端圆钝。果近球形，红色，密被细柔毛。

【性味功效】苦、涩，平。祛风除湿。

【应用】用于治疗风湿腰痛、痢疾、小儿疳积等。

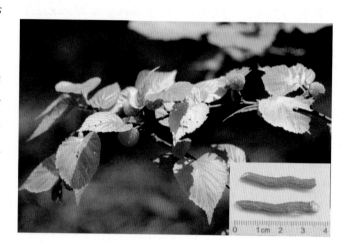

锈毛莓

【别名】蛇包簕、大叶蛇簕。

【来源】为蔷薇科植物锈毛莓*Rubus reflexus* Ker.的干燥根。

【辨认要点】攀援灌木，枝被锈色绒毛状毛。单叶，心状长卵形，边缘3~5裂，有不整齐的粗锯齿或重锯齿，叶基心形，托叶宽倒卵形，被长柔毛，疏齿状或不规则掌状分裂。花簇生于叶腋或顶生总状花序，苞片与托叶相似，花萼与白色花瓣近等长。果实近球形，深红色，核有皱纹。

【性味功效】苦、涩，平。活血化瘀，祛风湿，强筋骨。

【应用】用于治疗风湿痛、痢疾、风火牙痛、带下病等。

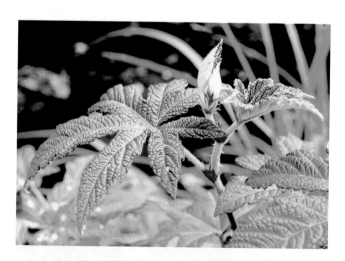

合萌

【别名】野皂角、水皂角、梳子树、野含羞草。

【来源】为豆科植物合萌*Aeschynomene indica* L.的干燥全草。

【辨认要点】一年生半灌木状草本，圆柱形直立茎中空。偶数羽状复叶互生，具小叶20~30对，近无柄，薄纸质，线状长圆形。总状花序腋生，具苞片和小苞片，黄色花萼唇形，花冠蝶形，旗瓣圆形。荚果线形而扁，成熟时逐节脱落。种子肾形，黑褐色。

【性味功效】甘、苦，寒。清热利湿，祛风明目，通乳。

【应用】用于治疗热淋、血淋、水肿、目赤肿痛、关节疼痛等。

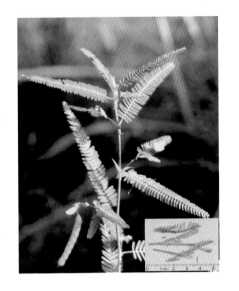

合欢皮

红。荚果带状，嫩荚有柔毛，老荚无。

【性味功效】甘，平。解郁安神，活血消肿。

【应用】用于治疗心神不安、忧郁失眠、肺痈、跌扑伤痛等。

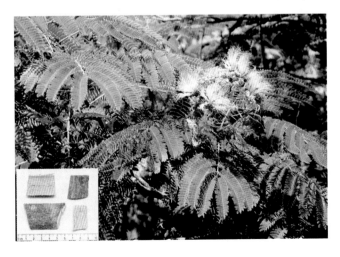

【别名】绒花树、合昏、乌绒、马缨花。

【来源】为豆植物合欢*Albizia julibrissin* Durazz.的干燥树皮。

【辨认要点】落叶乔木，树干浅灰褐色，幼枝带棱角，嫩枝、花序和叶轴被绒毛或短柔毛。二回偶数羽状复叶，互生，小叶10~30对，镰刀状圆形，向上偏斜，先端有小尖头，有缘毛，昼开夜合。伞房花序头状，花萼及花瓣均为黄绿色，5裂，雄蕊花丝犹如缕状，半白半

云实

【别名】云英、羊石子草、马豆、百鸟不停。

【来源】为豆科植物云实*Caesalpinia decapetala*（Roth.）Alston的干燥成熟种子。

【辨认要点】攀援灌木，幼枝密被棕色短柔毛，具散生钩刺，淡红棕色。二回羽状复叶互生，羽片3~10对，对生，具柄，基部有刺1对；小叶8~12对，膜质，长圆形，两端近圆钝，两面均被短柔毛，老时渐无毛。总状花序顶生，花冠黄色，膜质，圆形或倒卵形。荚果长圆状舌形，种子6~9粒，黑棕色，长圆形。

【性味功效】辛，温。止痢，驱虫。

【应用】用于治疗痢疾、钩虫病、蛔虫病等。

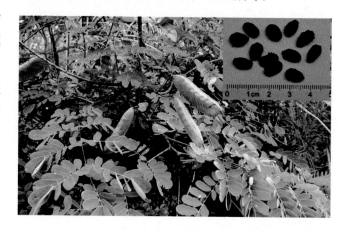

决明子

【别名】马蹄决明、千里光、还瞳子。

【来源】为豆科植物决明*Cassia tora* L.的干燥成熟种子。

【辨认要点】一年生草本。偶数羽状复叶，小叶3对，纸质，倒心形或倒卵状长椭圆形，叶轴上每对小叶间有棒状的腺体1枚。花腋生，通常2朵聚生，发育雄蕊7枚。荚果近线形，有四直棱。种子菱形，绿棕色或暗棕色，平滑有光泽，背腹面各有1条突起的棱线。

【性味功效】苦、甘、咸，微寒。清热明目，润肠通便。

【应用】用于治疗目赤涩痛、头痛眩晕、大便秘结等。

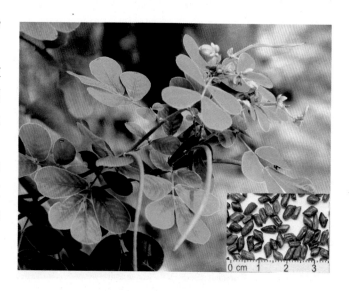

形扁平，密生钩状刚毛。

【性味功效】微苦、辛，平。清热解毒，祛风利湿。

【应用】用于治疗小儿疳积、风湿痹痛等。

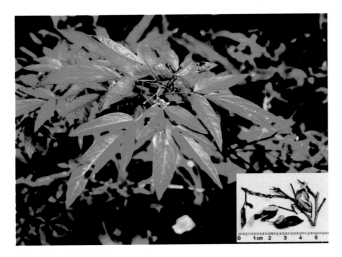

小槐花

【别名】杨大归、粘身草、山蚂蝗、野毛豆。

【来源】为豆科植物小槐花*Desmodium caudatum*（Thunb.）DC.的干燥根。

【辨认要点】直立灌木或亚灌木，树皮灰褐色，多分枝。羽状三出复叶互生，顶生小叶披针形或长圆形，侧生小叶全缘，有光泽，托叶披针状线形，宿存，叶柄具极窄的翅。总状花序顶生或腋生，蝶形花冠绿白或黄白色，旗瓣椭圆形。荚果线

皂荚

【别名】皂角、鸡栖子、长皂荚。

【来源】为豆科植物皂荚*Gleditsia sinensis* Bunge.的干燥果实。

【辨认要点】落叶乔木，棘刺粗壮，红褐色，常分枝。一回偶数羽状复叶，小叶卵形、卵状披针形，先端钝，基部斜圆形或斜楔形，边缘有细锯齿。花杂性，成腋生及顶生总状花序，花瓣淡黄白色。紫黑色荚果直而扁平，有光泽，被白色粉霜。红褐色种子扁平，长椭圆形，有光泽。

【性味功效】辛、咸，温，有小毒。祛风痰，除湿毒，杀虫。

【应用】用于治疗痈肿便毒、咳嗽痰喘、肠风便血；外治疥癣麻风等。

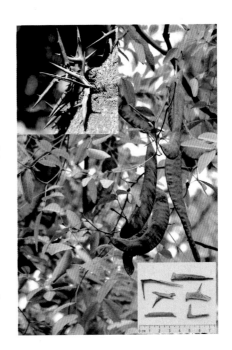

鸡眼草

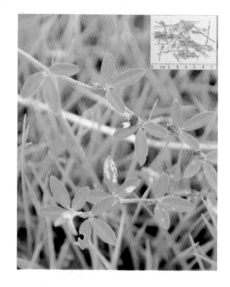

【别名】老鸦须、白斑鸠窝、掐不齐。

【来源】为豆科植物鸡眼草*Kummerowia striata*（Thunb.）Schindl.的干燥全草。

【辨认要点】一年生草本，斜升或平卧，多分枝，茎及枝上被倒生的白色细毛。三出羽状复叶互生，小叶纸质，倒卵形、长倒卵形或长圆形，较小，先端圆形，稀微缺，基部近圆形或宽楔形。花小，单生或2~3朵簇生于叶腋，花梗基部有2苞片，花冠淡红紫色。荚果圆形或倒卵形，稍侧扁。

【性味功效】甘、淡，微寒。清热解毒，活血，利湿止泻。

【应用】用于治疗胃肠炎、夜盲症、疔疮疖肿、泌尿系统感染等。

截叶铁扫帚

【别名】半天雷、小叶胡枝子、绢毛胡枝子。

【来源】为豆科植物截叶铁扫帚*Lespedeza cuneata*（DumCours.）G. Don的干燥全草。

【辨认要点】直立小灌木，枝细长被微柔毛。三出复叶密集互生，叶柄极短，小叶线状楔形，先端钝或截形，具小刺尖，基部楔形，上面近无毛，下面密被伏毛。总状花序腋生，花2~4朵，蝶形花冠黄白色，旗瓣有紫斑，椭圆形，龙骨瓣稍长。荚果宽卵形，被丝毛。

【性味功效】微苦，平。祛风利湿，平肝明目，散瘀消肿。

【应用】用于治疗痢疾、小儿疳积、风湿痹痛、毒性肝炎、夜盲症、乳腺炎等。

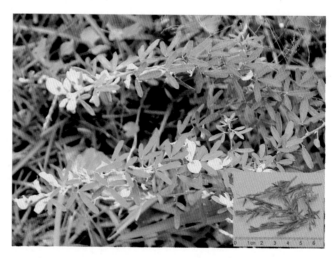

白色长毛，顶端有喙。

【性味功效】苦、辛，平。清热散结，活血止痛，行水消肿。

【应用】用于治疗虚热不退、水肿、痈疽、腰腿筋骨痛等。

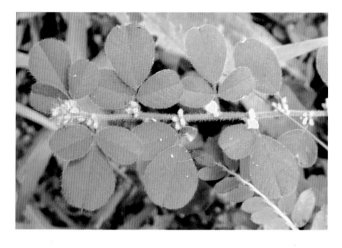

铁马鞭

【别名】野花生、金钱藤、假山豆、夜牵牛。

【来源】为豆科植物铁马鞭 *Lespedeza pilosa* Sieb.et Zucc.的干燥全草。

【辨认要点】半灌木，全株被棕黄色长粗毛。三出复叶，小叶宽椭圆形至圆卵形，先端圆或截形，全缘。总状花序腋生，小苞片披针形，蝶形花冠黄白色，旗瓣倒卵形，有紫斑，翼瓣先端弯曲，龙骨瓣较小，无瓣花腋生成簇。荚果卵圆形，被

长圆状凸镜形。

【性味功效】苦、甘，温。补血止血，活血通络，祛风除湿。

【应用】用于治疗风湿痹痛、麻木瘫痪、月经不调、血虚萎黄。

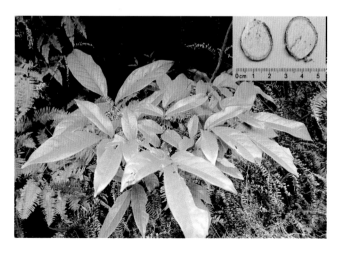

香花崖豆藤

【别名】山鸡血藤、丰城鸡血藤、大活血、苦藤、过山龙。

【来源】为豆科植物香花崖豆藤 *Millettia dielisana* Harms ex Diels的干燥藤茎。

【辨认要点】攀援灌木，幼枝和花序被金黄色绒毛。羽状复叶互生，小叶2对，纸质，披针形，先端急尖至渐尖，基部钝圆，上面有光泽，几无毛，下面被平伏柔毛或无毛。圆锥花序顶生，花萼钟形，蝶形花冠紫色，旗瓣阔卵形至倒阔卵形。荚果线形至长圆形，近木质。种子

网络崖豆藤

【别名】昆明鸡血藤。

【来源】为豆科植物网络崖豆藤 *Millettia reticulata* Benth.的干燥藤茎。

【辨认要点】藤本。奇数羽状复叶互生，小叶3-4对，硬纸质，卵状长椭圆形或长圆形，先端钝，渐尖，或微凹缺，基部圆形，两面均无毛。圆锥花序顶生或着生枝梢叶腋，常下垂，蝶形花冠红紫色，旗瓣无毛，卵状长圆形。荚果线形扁平，果瓣近木质，种子长圆形。

【性味功效】微涩，温。养血补虚，活血通经。

【应用】用于治疗气血虚弱、月经不调、遗精阳痿、风湿痹痛等。

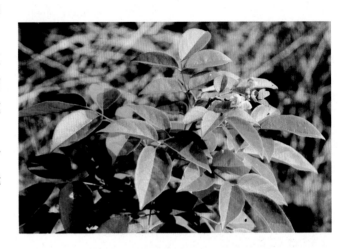

葛根

【别名】甘葛、葛藤、野葛。

【来源】为豆科植物葛*Pueraria lobata*（Willd.）Ohwi的干燥根。

【辨认要点】多年生草质藤本，块根圆柱状肥厚。羽状复叶具3小叶，互生，小叶三裂，顶生小叶宽卵形，先端长渐尖，侧生小叶斜卵形，两面均被淡黄色、平伏的柔毛。总状花序腋生，蝶形花冠紫色，旗瓣倒卵形，基部有2耳及1黄色硬痂状附属体，翼瓣镰状，龙骨瓣镰状长圆形。荚果长椭圆形，被褐色长硬毛。

【性味功效】甘、辛，凉。解肌退热，生津止渴，透疹，升阳止泻，通经活络。

【应用】用于治疗外感发热头痛、项背强痛、口渴、麻疹不透、中风偏瘫等。

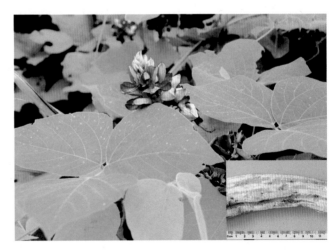

苦参

【别名】地骨、山槐子、凤凰爪、好汉枝。

【来源】为豆科植物苦参*Sophora flavescens* Ait.的干燥根。

【辨认要点】落叶半灌木，根圆柱状，外皮黄白色。奇数羽状复叶互生，小叶片披针形，全缘，背面密被平贴柔毛，托叶线形。总状花序顶生，苞片线形，蝶形花冠淡黄白色，旗瓣匙形，翼瓣与龙骨瓣等长。荚果线形，先端具有长喙，成熟时不开裂。种子黑色，近球形。

【性味功效】苦，寒。清热燥湿，杀虫，利尿。

【应用】用于治疗热痢、便血、黄疸尿闭、湿疹湿疮、皮肤瘙痒、疥癣麻风等。

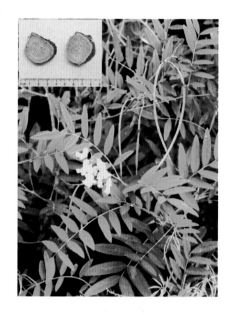

酢浆草科

酢浆草

【别名】酸浆草、酸味草、斑鸠酸、三叶酸。

【来源】为酢浆草科植物酢浆草*Oxalis corniculata* L.的干燥或新鲜全草。

【辨认要点】多年生草本，全株被柔毛。茎多分枝，斜升或匍匐。叶基生或或茎上互生，掌状复叶，小叶3，无柄，倒心形，先端凹入，基部宽楔形，两面被柔毛或表面无毛。伞形花序腋生，萼片先端急尖，花瓣黄色，长圆状倒卵形。蒴果近圆柱状，5棱，有短柔毛。红褐色种子扁卵形，有横沟槽。

【性味功效】酸，寒。清热解毒，平肝定惊，利湿消肿，凉血散瘀。

【应用】用于治疗痢疾、黄疸、赤白带下、麻疹、吐血衄血、咽喉肿痛等。

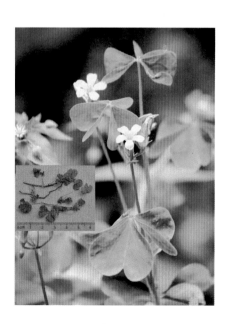

野老鹳草

【别名】老鹳嘴、老鸦嘴、贯筋。

【来源】为牻牛儿苗科植物野老鹳草 *Geranium carolinianum* L.的干燥地上部分。

【辨认要点】一年生草本，茎直立或仰卧，具棱角。叶互生或最上部对生，下部叶具长柄，叶圆肾形，基部心形，掌状5~7裂近基部，每裂片再3~5浅裂，裂片上部羽状深裂。花序腋生和顶生，被毛，花瓣淡紫红色，倒卵形，先端圆。蒴果开裂时5果瓣向上拳卷。

【性味功效】苦、辛，平。祛风湿，通经络，止泻利。

【应用】用于治疗风湿痹痛、麻木拘挛、筋骨酸痛、泄泻痢疾。

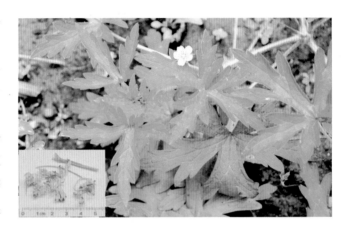

铁苋菜

【别名】海蚌含珠、叶里藏珠、血见愁。

【来源】为大戟科植物铁苋菜*Acalypha australis* L.的干燥地上部分。

【辨认要点】一年生草本。全体被灰白色细柔毛，粗茎近无毛。茎类圆柱形，有分枝，表面棕色，有纵条纹；质硬，易折断，断面黄白色，有髓。叶互生，有柄；叶片呈卵形或卵状菱形，黄绿色，边缘有钝齿。花序腋生，苞片三角状肾形，合时如蚌。蒴果小，三角状扁圆形。

【性味功效】苦、涩，凉。清解热毒，利湿，收敛止血。

【应用】用于治疗肠炎、痢疾、吐血、衄血、便血、尿血、崩漏；外治痈疖疮疡、皮炎湿疹。

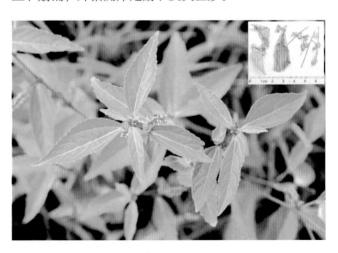

飞扬草

【性味功效】辛、酸，凉；有小毒。清热解毒，利湿止痒，通乳。

【应用】用于治疗肺痈、乳痈、疔疮肿毒、痢疾、热淋、血尿、湿疹、皮肤瘙痒、产后少乳。

【别名】大飞羊、飞扬、节节花、白乳草。

【来源】为大戟科植物飞扬草 *Euphorbia hirta* L.的干燥全草。

【辨认要点】一年生草本。茎呈近圆柱形，表面黄褐色或浅棕红色；质脆，易折断，断面中空；地上部分被长粗毛。叶对生，叶片椭圆状卵形或略近菱形，先端急尖或钝，基部偏斜，边缘有细锯齿，有3条较明显的叶脉。聚伞花序密集成头状，腋生。蒴果卵状三棱形。

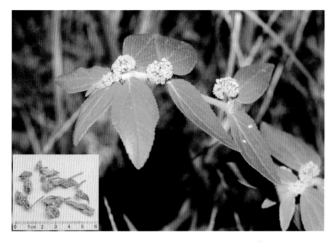

地锦

【性味功效】辛，平。清热解毒，凉血止血，利湿退黄。

【应用】用于治疗痢疾、泄泻、咯血、尿血、便血、崩漏、疮疖痈肿、湿热黄疸。

【别名】奶浆草、铺地锦、草血竭、血见愁、铁线草。

【来源】为大戟科植物地锦 *Euphorbia humifusa* Willd.的干燥全草。

【辨认要点】一年生匍匐小草本。茎细呈叉状分枝，表面带紫红色，光滑无毛或疏生白色细柔毛。单叶对生，具淡红色短柄或几无柄；叶片呈长椭圆形；通常无毛或疏生细柔毛；先端钝圆，基部偏斜，边缘具小锯齿或呈微波状。杯状聚伞花序腋生。蒴果三棱状球形。种子细小，卵形，褐色。

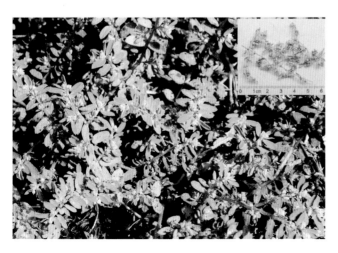

斑地锦

【别名】血筋草。

【来源】为大戟科植物斑地锦 *Euphorbia maculata* L.的全草。

【辨认要点】一年生匍匐小草本，含白色乳汁。茎柔细，分枝多，有白色细柔毛。叶常对生，椭圆形或倒卵状椭圆形，先端尖锐，基部近圆形，边缘上部有疏细锯齿，上无毛，中央有紫斑，下被细柔毛；叶柄极短。花序腋生，被毛。蒴果三棱状球形，被有白色细柔毛；种子卵形有角棱。

【性味功效】辛，平。止血，清湿热，通乳。

【应用】用于治疗黄疸、泄泻、疳积、血痢、尿血、血崩、外伤出血、乳汁不多。

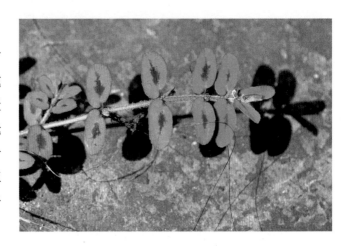

大戟

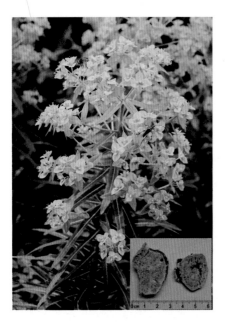

【别名】京大戟、下马仙、龙虎草、牛奶浆草、山猫儿眼草。

【来源】为大戟科植物大戟*Euphorbia pekinensis* Rupr.的根。

【辨认要点】多年生草本。全株含有白色乳汁。根细长，圆锥状。茎表面被白色短柔毛。叶互生，常为椭圆形，少为披针形或披针状椭圆形，先端尖或渐尖，基部渐狭或呈楔形或近圆形或近平截，边缘全缘。杯状聚伞花序，通常5枝排列成复伞形。蒴果球形，表面具疣状突起。种子卵圆形，表面光滑，灰褐色。

【性味功效】苦，寒；有小毒。泻水逐饮，消肿散结。

【应用】用于治疗水肿胀满、胸腹积水、痰饮积聚、气逆咳喘、二便不利、痈肿疮毒、瘰疬痰核。

算盘子

【性味功效】苦，凉；有小毒。清热除湿，解毒利咽，行气活血。

【应用】用于治疗痢疾、肠炎、扁桃体炎、口腔炎、尿道炎、黄疸、疝气、蛇虫咬伤。

【别名】野南瓜、金骨风、柿子椒、狮子滚球、雷打柿。

【来源】为大戟科植物算盘子*Glochidion puberum*（L.）Hutch.的果实。

【辨认要点】落叶灌木。小枝密生短柔毛。叶互生，有短柄或几无柄；叶片椭圆形成椭圆状披针形，先端钝至急尖，基部宽楔形，表面疏生柔毛或近无毛，背面密生短柔毛。花数朵簇生于叶腋；子房通常8~10室，花柱合生。蒴果扁球形，成熟时带红色，种子近肾形，具三棱，红褐色。

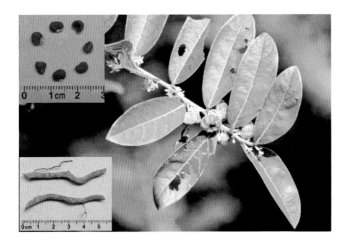

白背叶

【别名】白膜叶、叶下白、白背木、野桐、白朴树。

【来源】为大戟科植物白背叶*Mallotus apeltus*（Lour.）Muell.-Arg.的叶。

【辨认要点】直立灌木或小乔木。小枝、叶柄和花序均被白色或微黄色星状绒毛。单叶互生，先端渐尖，基部近截平或短截形或略呈心形，具2腺点，全缘或顶部3浅裂，有稀疏钝齿，背面灰白色，有细密红棕色腺点；掌状脉3条。花单性异株；子房有软刺。蒴果近球形，种子近球形。

【性味功效】微苦、涩，平。消炎止血。

【应用】外用治中耳炎、疖肿、跌打损伤、外伤出血。

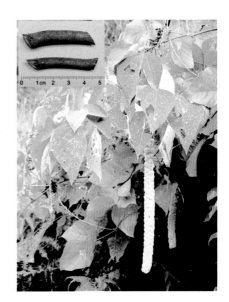

叶下珠

【别名】珍珠草、叶下珍珠、叶后珠、疳积草、夜盲草。

【来源】为大戟科植物叶下珠 *Phyllanthus urinaria* L.的带根全草。

【辨认要点】一年生草本。茎带紫红色，有纵棱。叶互生，作复瓦状排列，形成二行，似羽状复叶，叶片矩圆形，先端尖或钝，基部圆形。夏秋沿茎叶下面开白色小花，雌雄同株，无花柄。花后结扁圆形小果，形如小珠，排列于假复叶下面。

【性味功效】微，凉。清热解毒，利水消肿，明目，消积。

【应用】用于治疗痢疾、泄泻、黄疸、水肿、结石、目赤、夜盲、疳积、痈肿、毒蛇咬伤。

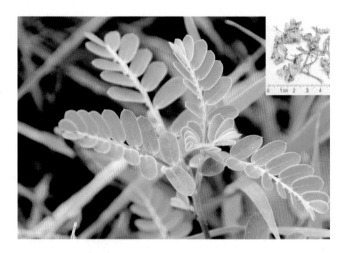

臭节草

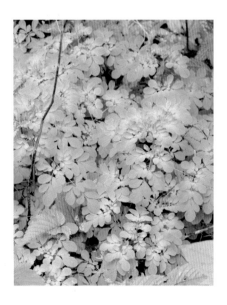

【别名】白虎草、臭草、岩椒草。

【来源】为芸香科植物臭节草*Boenninghausenia albiflora*（Hook.）Meisn.的全草。

【辨认要点】常绿草本。嫩枝的髓部大而空心。叶薄纸质，小裂片倒卵形、菱形或椭圆形，背面灰绿色，老叶常变褐红色。花序有花甚多，花枝纤细，基部有小叶；花瓣白色，长圆形或倒卵状长圆形，有透明油点；花丝白色，花药红褐色；子房绿色，基部有细柄。分果瓣有种子4粒；种子肾形，表面有细瘤状凸休。

【性味功效】辛、苦，温。解表截疟，活血散瘀，解毒。

【应用】用于治疗疟疾、感冒发热、支气管炎、跌打损伤；外用治外伤出血、痈疖疮疡。

枳壳

【别名】苦橙。

【来源】为芸香科植物酸橙*Citrus aurantium* L.的果实。

【辨认要点】小乔木，枝叶密茂，刺多。叶色浓绿，质地颇厚，翼叶倒卵形，基部狭尖。总状花序，通常基部合生成多束。果圆球形或扁圆形，果皮稍厚至甚厚，难剥离，橙黄至朱红色，油胞大小不均匀，瓤囊10~13瓣，果肉味酸，时有苦味或兼有特异气味；种子多且大，常有肋状棱。

【性味功效】苦，温。理气宽胸，提肛消胀。

【应用】用于治疗感冒、消化不良、咳嗽多痰、子宫脱出、脱肛等症。

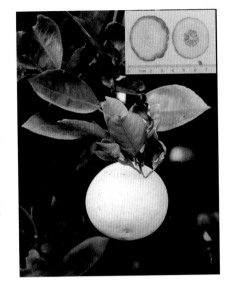

吴茱萸

【性味功效】辛、苦，热；有小毒。散寒止痛，降逆止呕，助阳止泻。

【应用】用于治疗厥阴头痛、寒疝腹痛、寒湿脚气、经行腹痛、脘腹胀痛、呕吐吞酸、五更泄泻。

【别名】吴萸、茶辣、漆辣子、曲辣子。

【来源】为芸香科植物吴茱萸*Euodia rutaecarpa*（Juss.）Benth.的近成熟果实。

【辨认要点】灌木或小乔木。幼枝、叶轴、叶柄及花序均被黄褐色长柔毛。羽状复叶对生，小叶5~11，长椭圆形或卵状椭圆形，上面疏生毛，下面密被白色长柔毛，有透明腺点。花单性异株，密集成顶生的圆锥花序。蓇葖果紫红色，有粗大腺点，每果含种子1粒。

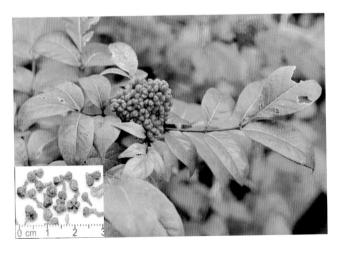

枳实

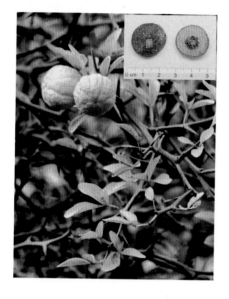

【别名】枳实、臭橘、枸橘、臭杞、橘红。

【来源】为芸香科植物枳*Poncirus trifoliate*（L.）Rafin. 的果实。

【辨认要点】小乔木。枝有刺，叶柄有狭长的翼叶，通常指状3出叶。花单朵或成对腋生，白色。果近圆球形或梨形，大小差异较大，果顶微凹，果皮暗黄色，粗糙，汁胞有短柄，果肉含粘液，微有香橼气味，甚酸且苦，带涩味；种子阔卵形，乳白或乳黄色。

【性味功效】苦，辛。舒肝止痛，破气散结，消食化滞，除痰镇咳。

【应用】用于治疗肝、胃气、疝气等多种痛症。

臭椿

【别名】臭椿皮、大果臭椿。

【来源】为苦木科植物臭椿*Ailanthus altissima*（Mill.）Swingle的根皮。

【辨认要点】落叶乔木，树皮平滑有直纹；嫩枝有髓，被黄色或黄褐色柔毛，后脱落。叶为奇数羽状复叶，小叶对生或近对生，卵状披针形，先端长渐尖，基部偏斜，两侧各具1或2个粗锯齿，齿背有腺体1个，柔碎后具臭味。圆锥花序，淡绿色。翅果长椭圆形，种子位于翅

的中间，扁圆形。

【性味功效】苦、涩，凉。清热燥湿，解毒杀虫。

【应用】用于治疗痢疾、便血、崩漏、带下、疮痈。

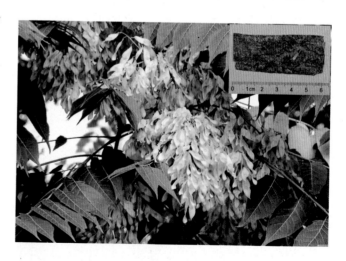

苦楝子

【性味功效】苦，寒；有小毒。舒肝行气止痛，驱虫疗癣。

【应用】用于治疗蛔虫病、虫积腹痛、疥癣瘙痒。

【别名】苦楝，哑巴树。

【来源】为楝科植物楝*Melia azeda-rach* L.的果实。

【辨认要点】落叶乔木。叶互生，2~3回奇数羽状复叶；小叶对生，卵形或披针形，顶生一片通常略大，先端短渐尖，基部楔形或宽楔形，多少偏斜，锯齿粗钝。圆锥花序，花两性有芳香，瓣淡紫色，倒卵状匙形。核果椭圆形或近球形，熟时为黄色。种子椭圆形。

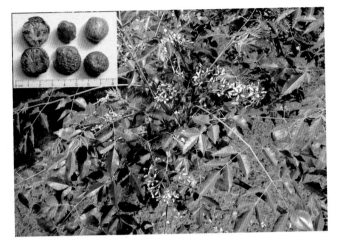

瓜子金

【别名】竹叶地丁、小远志、金锁匙、瓜子草、散血丹。

【来源】为远志科植物瓜子金*Polygala japonica* Houtt.的全草。

【辨认要点】多年生草本。根圆柱形，表面褐色，有纵横皱纹和结节，支根细。茎丛生，微被灰褐色细毛。叶互生，卵状披针形。总状花序腋生，花紫色，萼片5，花瓣3。蒴果广卵形，顶端凹，边缘有宽翅，具宿萼。种子卵形，密被柔毛。

【性味功效】辛、苦，平。祛痰止咳，散瘀止血，宁心安神，解毒消肿。

【应用】用于治疗咳嗽痰多、跌打损伤、风湿痹痛、便血、心悸、失眠、痈肿疮疡。

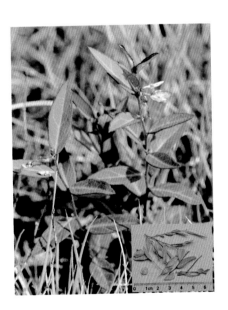

远志

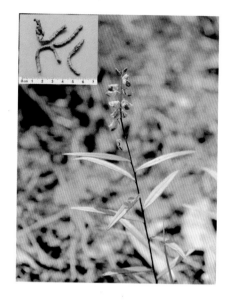

【别名】苦远志、远志筒、小草根、细草、棘菀。

【来源】为远志科植物远志*Polygala tenuifolia* Willd. 的根。

【辨认要点】多年生草本。根圆柱形，肥厚，淡黄白色，具少数侧根。茎直立或斜上，丛生，上部多分枝。叶互生，狭线形或线状披针形。总状花序，花淡蓝紫色。子房倒卵形，扁平。蒴果扁平，卵圆形，边有狭翅。种子卵形，微扁，棕黑色，密被白色细绒毛，上端有发达的种阜。

【性味功效】苦、辛，微温。安神益智，交通心肾，祛痰，消肿。

【应用】用于治疗心肾不交引起的失眠多梦、神志恍惚、咳痰不爽、疮疡肿毒、乳房肿痛。

南酸枣

【别名】五眼果、四眼果、货郎果、山枣树、鼻涕果。

【来源】为漆树科植物南酸枣*Choeros pondias axillaris*（Roxb.）Burtt.et Hill的树皮。

【辨认要点】落叶乔木。树皮灰褐色，小枝粗壮，暗紫褐色，具皮孔。奇数羽状复叶互生，小叶卵状椭圆形或长椭圆形。花杂性，异株；雄花和假两性花淡紫红色，排列成顶生或腋生的聚伞状圆锥花序，雌花单生于上部叶腋内；核果椭圆形或倒卵形，成熟时黄色，中果皮肉质浆状。

【性味功效】酸涩，凉。解毒，收敛，止痛，止血。

【应用】用于治疗烧烫伤、外伤出血、皮癣。

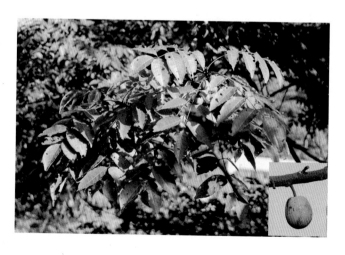

盐肤木

压扁，成熟时红色。

【性味功效】酸、咸，凉。清热解毒，散瘀止血。

【应用】常用于感冒发热、支气管炎、咳嗽咯血、腹泻、痢疾、痔疮出血。

【别名】五倍子树、五倍柴、五倍子。

【来源】为漆树科植物盐肤木*Rhus chinensis* Mill.的根、叶。

【辨认要点】落叶小乔木或灌木。小枝棕褐色。奇数羽状复叶有小叶3~6对，叶轴具宽的叶状翅，叶轴和叶柄密被锈色柔毛；小叶多形，卵形或椭圆状卵形或长圆形，先端急尖，基部圆形，边缘具粗锯齿或圆齿，叶面暗绿色，叶背粉绿色，被白粉。圆锥花序；核果球形，略

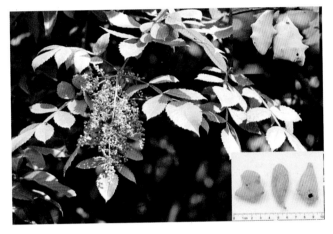

无患子

【性味功效】苦、微辛，凉；有小毒。清热祛痰，消积杀虫。

【应用】用于治疗喉痹肿痛、咳喘、食滞、白带、疳积、疮癣、肿毒。

【别名】木患子、油患子、搓目子、假龙眼、鬼见愁。

【来源】为无患子科植物无患子*Sapindus mukorossi* Gaertn.的种子。

【辨认要点】落叶乔木。叶互生，双数羽状复叶，小叶广披针形或椭圆形，先端长尖，全缘，基部阔楔形或斜圆形，左右不等，革质。圆锥花序，顶生及侧生；花杂性，花冠淡绿色，有短爪；花盘杯状；花丝有细毛。核果球形，熟时黄色或棕黄色。种子球形，黑色。

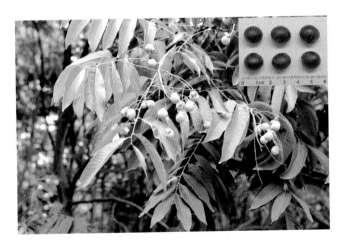

清风藤

【别名】青藤、寻风藤、牢钩刺、过山龙、一个刺二个头。

【来源】为清风藤科植物清风藤 *Sabia japonica* Maxim.的茎叶或根。

【辨认要点】落叶攀援木质藤本。老茎紫褐色，具白蜡质。叶片卵状椭圆形或长卵形，基部钝圆或短楔形，两面近无毛，叶柄短，秋季叶片先脱落，叶柄宿存木质化，先端常成二刺状。花先叶开放，淡黄绿色，单生或数朵排成聚伞花序。核果，分果近圆形或肾形，熟时碧蓝色。

【性味功效】苦、辛，温。祛风利湿；活血解毒。

【应用】用于治疗风湿痹痛、水肿、脚气、跌打肿痛、化脓性关节炎、疮疡肿毒、皮肤瘙痒。

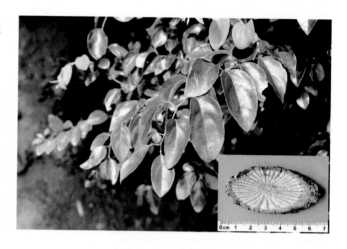

凤仙花

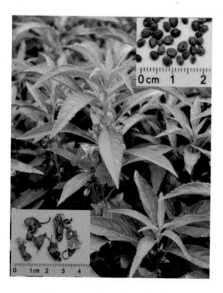

【别名】指甲花、急性子、凤仙透骨草。

【来源】为凤仙花科植物凤仙花*Impatiens balsaminac* L.的花。

【辨认要点】一年生草本。茎肉质，粗壮。叶互生，披针形。花梗短，单生或数枚簇生叶腋，密生短柔毛；花大，通常粉红色或杂色，单瓣或重瓣；萼片宽卵形，旗瓣圆，翼瓣宽大，有短柄，2裂，基部裂片近圆形；唇瓣舟形，被疏短柔毛。蒴果纺锤形，熟时一触即裂，密生茸毛。种子多数，球形，黑色。

【性味功效】甘，温；有小毒。活血通经，祛风止痛，消肿解毒。

【应用】用于治疗闭经、产后瘀血未尽、腰胁引痛、跌打伤痛、关节疼痛。

称星树

色，辐状，花单性，异株。果熟时黑色。

【性味功效】苦、甘，凉。清热解毒，生津止渴。

【应用】用于治疗感冒、高热烦渴、扁桃体炎、咽喉炎、气管炎、百日咳、肠炎。为凉茶主要原料；

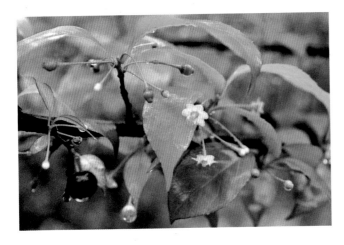

【别名】点称星、土甘草、山梅根、假青梅、白点秤

【来源】为冬青科冬青属植物梅叶冬青*Ilex asprella*（Hook.et Arn.）Champ.ex Beneh.的根、叶。

【辨认要点】落叶灌木，高达3米；具长枝和宿短枝，长枝纤细，栗褐色，无毛，具淡色皮孔，短枝多皱，具宿存的鳞片和叶痕，形如秤星，故名为"秤星树"。叶面绿色，被微柔毛，背面淡绿色。叶卵形或卵状椭圆形边缘具细锯齿。花冠白

冬青

【性味功效】苦，涩，凉。清热解毒，生肌敛疮，活血止血。

【应用】主肺热咳嗽、咽喉肿痛、痢疾、腹泻、胆道感染、尿路感染。

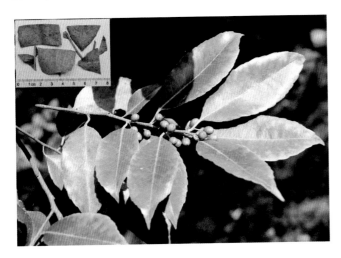

【别名】冬青叶、四季青叶、一口血

【来源】为冬青科植物冬青*Ilex chinensis* Sims.的叶

【辨认要点】常绿乔木。树皮灰色或淡灰色，无毛。叶互生，叶片革质，通常狭长椭圆形，边缘疏生浅锯齿，上面深绿色而有光泽，冬季变紫红色，中脉在下面隆起。花单性，雌雄异株，聚伞花序着生于叶腋外或叶腋内；花萼4裂，花瓣4，淡紫色。核果椭圆形，熟时红色。

枸骨

【别名】猫儿刺、功劳叶、羊角刺、
苦丁茶。

【来源】为冬青科植物枸骨*llex cornuta*
Lindl.ex Paxt.的叶、果实、根。

【辨认要点】常绿灌木或小乔木。树
皮灰白色，平滑。单叶互生，厚革
质，长椭圆状长方形，有短柄，顶
端具有3硬而尖刺齿，叶两侧边缘
也有1~2个尖刺。花小黄绿色，雌
雄异株，多数簇生在二年生的树枝
上。核果球形，鲜红色。

【性味功效】叶：苦，凉。滋阴清热，补肾壮骨。

【应用】用于治疗急性黄疸性肝炎、治疗肺结核咯血、
腰膝酸痛。

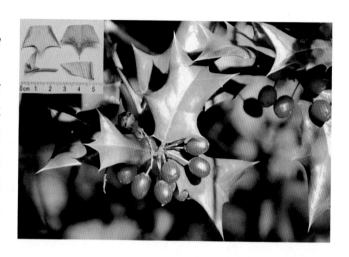

大叶冬青

【别名】苦丁茶、大叶茶、波罗树。

【来源】为冬青科植物大叶冬青
llex latifolia Thunb.的叶。

【辨认要点】常绿乔木。幼叶叶柄紫
红色。叶片厚革质，长圆形或卵状
长圆形，先端钝或短渐尖，基部圆
形或阔楔形，边缘具疏锯齿，齿尖
黑色，叶面深绿色，具光泽，背面
淡绿色。由聚伞花序组成的假圆锥
花序生于二年生枝的叶腋内，花淡
黄绿色，4基数。核果球形，成熟后
红色，有残留花柱。

【性味功效】甘、苦，寒。清热解毒，清头目，除烦渴。

【应用】主风热头痛、齿痛、目赤、聤耳、口疮、热病
烦渴、泄泻、痢疾。

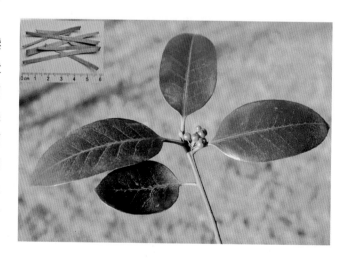

毛冬青

成熟时红色。

【性味功效】苦，平。活血通脉，清热解毒，消肿止痛。

【应用】用于治疗风热感冒、肺热喘咳、喉头水肿。

【别名】茶叶冬青、喉毒药、酸味木。

【来源】为冬青科植物毛冬青*Ilex pubescens* Hook.et Arn.的干燥根、叶。

【辨认要点】常绿灌木或小乔木。枝密生短硬毛，叶片纸质或膜质，椭圆形或长卵形，先端急尖或短渐尖，基部钝，边缘具疏而尖的细锯齿或近全缘，叶沿脉有周密的短柔毛。雌雄异株；雄花序簇的单个分枝具1或3花的聚伞花序，花4或5基数，粉红色；核果浆果状，球形，

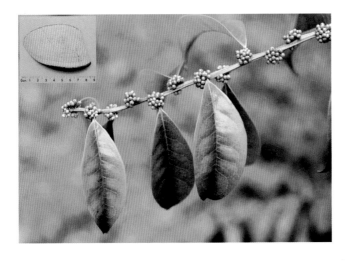

救必应

【性味功效】苦，寒。泻火解毒，清热利湿，行气止痛，凉血止血。

【应用】用于治疗风热头痛、治烧伤、疮疡。

【别名】九层皮、白兰香、山熊胆。

【来源】为冬青科植物铁冬青*Ilex rotunda* Thunb.的树皮。

【辨认要点】乔木，树皮灰色至灰黑色较老枝具纵裂缝，当年生幼枝具纵棱。叶片薄革质或纸质，主脉在叶面凹陷，背面隆起，侧脉6~9对，在两面明显，于近叶缘附近网结，网状脉不明显。聚伞花序或伞形状花序，果近球形或稀椭圆形，成熟时红色，宿存花萼平展，内果皮近木质。

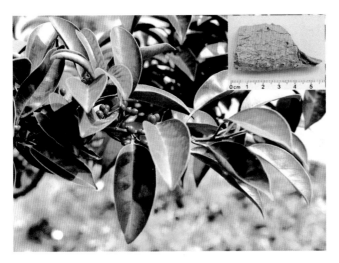

窄叶南蛇藤

【别名】倒披针叶南蛇藤。

【来源】为卫矛科植物窄叶南蛇藤 *Celastrus oblanceifolius* Wang et Tsoong.的干燥根皮。

【辨认要点】藤状灌木，小枝密被棕褐色短毛。叶倒披针形，先端窄，急尖或短渐尖，基部窄楔形到楔形，边缘具疏浅锯齿，两面光滑无毛或叶背主脉下部被淡棕色柔毛。聚伞花序腋生或侧生，1~3花，花瓣长方倒披针形。蒴果球状，种子新月形。

【性味功效】辛；苦；微温。祛风除湿，活血行气，解毒消肿。

【应用】用于治疗风湿痹痛、跌打损伤、疝气痛、疮疡肿毒、带状疱疹、湿疹。

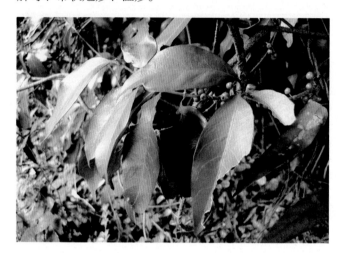

南蛇藤

【别名】过山风、老牛筋。

【来源】为卫矛科植物南蛇藤*Celastrus orbiculatus* Thunb.的干燥根藤、果或叶。

【辨认要点】落叶攀援灌木。多分枝，茎表面灰褐色或暗褐色，具明显的皮孔。叶互生，革质，近圆形或长椭圆状倒卵形，先端圆阔，具有小尖头或短渐尖，基部阔楔形到近钝圆形，边缘具锯齿，两面光滑无毛或叶背脉上具稀疏短柔毛。聚伞花序腋生，花淡黄色，花瓣5。蒴果棕黄色。

【性味功效】微辛，温。祛风湿，强筋骨，活血通络。

【应用】用于治疗风湿筋骨痛、偏头痛、脱肛、多发性脓肿。

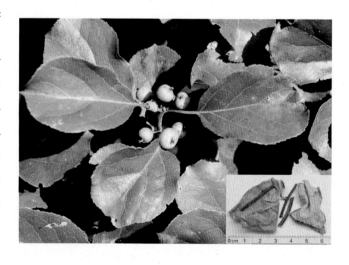

扶芳藤

褐色，假种皮鲜红色。

【性味功效】苦。甘，温。散瘀止血，舒筋活络。

【应用】用于治疗风湿腰痛、创伤出血。

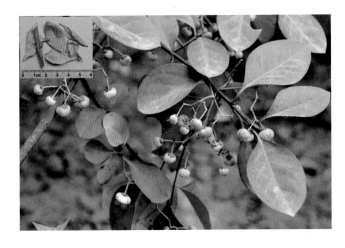

【别名】换骨盘。

【来源】为卫矛科植物扶芳藤 *Euonymus fortunei*（Turcz）Hand.-Mazz. 的茎、叶。

【辨认要点】常绿攀援藤本。半直立至匍匐，枝有细密微突起气孔，能随处生根。单叶对生，革质浓绿，有短柄，先端钝或急尖，基部楔形，边缘齿浅不明显。聚伞花序，花白绿色。蒴果淡粉红色，果皮光滑，近球状。种子长方椭圆状，棕

野鸦椿

【性味功效】根：微苦，平。果：辛，温。根：解表，清热，利湿。果：祛风散寒，行气止痛。

【应用】用于治疗睾丸肿痛、气滞胃痛。

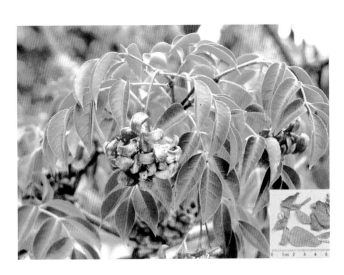

【别名】酒药花、鸡肾果、小山辣子。

【来源】为省沽油科植物野鸦椿 *Euscaphis japonica*（Thunb.）Dippel的根和果实。

【辨认要点】落叶小乔木或灌木。奇数羽状复叶，对生，厚纸质，长卵形或椭圆形。圆锥花序顶生，花多，黄白色，萼片与花瓣均5，椭圆形，萼片宿存，花盘盘状。每一花育为1~3个蓇葖果，果皮软革质，紫红色，种子近圆形，假种皮肉质，黑色，有光泽。

锐尖山香圆

【别名】两指剑、七寸钉、千锤打。

【来源】为省沽油科植物锐尖山香圆 *Turpinia arguta*（Lindl.）Seem.的根或叶。

【辨认要点】落叶灌木。单叶对生，叶片椭圆形或长椭圆形，先端渐尖，具尖尾，基部钝圆或宽楔形，边缘具疏锯齿，齿尖具硬腺体。花两性，圆锥花序顶生，白色，花梗中部具2枚苞片，萼片5，花瓣白色，无毛，子房及花柱均被柔毛。果近球形，先端具小尖头，

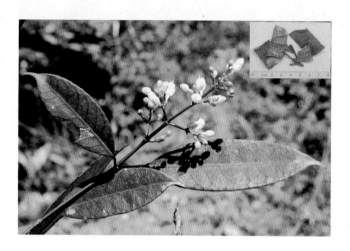

花盘宿存。

【性味功效】苦，寒。活血止痛，解毒消肿。

【应用】用于治疗泄泻、痢疾、风湿腰痛、产后伤风。

多花勾儿茶

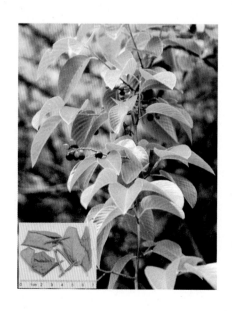

【别名】扁担果、扁担藤、勾儿茶。

【来源】为鼠李科植物多花勾儿茶*Berchemia floribunda* Brongh.根。

【辨认要点】藤状或直立灌木。叶卵形或卵状椭圆形至与卵状披针形，叶脉突出，9~12对，密接平行，托叶狭披针形，宿存。花多数，通常数个簇生排成顶生宽聚伞圆锥花序，雄蕊与花瓣等长。核果圆柱状椭圆形。

【性味功效】甘、酸，平。祛风除湿，散瘀消肿，止痛。

【应用】用于治疗小儿疳积、肺结核、内伤咳血。

枳椇子

【性味功效】甘、酸，平。清热，止烦渴，补中益气，润五脏，舒筋络。

【应用】用于治疗醉酒、烦热、口渴、呕吐、二便不利。

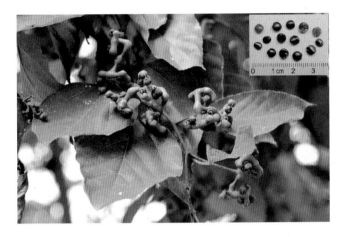

【别名】拐枣、鸡爪梨、鸡爪果、鸡脚爪、转扭子。

【来源】为鼠李科植物枳椇 *Hovenia dulcis* Thunb.的果柄和种子。

【辨认要点】落叶小乔木。单叶互生，卵形，基脉三出，柄红褐色，具腺体4~5。两性花腋生或顶生复聚伞花序，柱头3浅裂。核果近球形，褐色，果梗肉质肥厚扭曲，味甜可食。种子扁球形，暗褐色，有光泽。

长叶冻绿

【性味功效】辛、温。杀虫祛湿，治疥疮。

【应用】用于治疗烂脚疮、治疥疮。

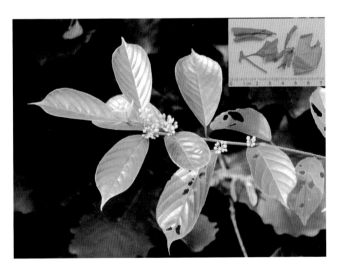

【别名】冻绿、黄药、苦李根。

【来源】为鼠李科植物长叶冻绿 *Rhamnus crenata* Sieb. et Zucc.的根皮或全株。

【辨认要点】落叶灌木。叶纸质，倒卵状椭圆形、椭圆形或倒卵形，下面被柔毛或沿脉多少被柔毛。花数个密集成腋生聚伞花序，花瓣近圆形，顶端2裂；雄蕊与花瓣等长而短于萼片。核果球形或倒卵状球形。

蛇葡萄

【别名】复叶葡萄、黑葡萄、野葡萄。

【来源】为葡萄科植物光叶蛇葡萄 *Ampelopsis heterophylla*（Thunb.）Sieb.et Zucc.var.*hancei* Planch的干燥根。

【辨认要点】木质藤本。卷须分叉，顶端不扩大。单叶互生，心形或卵形，3~5中裂，常混生有不分裂者，顶端急尖，基部心形，基缺近呈钝角，稀圆形，边缘有急尖锯齿，上面绿色，无毛，下面浅绿色。聚伞花序，萼碟形，边缘波状浅齿，外面疏生短柔毛，花瓣5，卵椭圆形。果近球形，有种子2~4颗。

【性味功效】微苦、涩，平。消食清热，凉血。

【应用】用于治疗胃肠实热、头痛发热、骨蒸劳热。

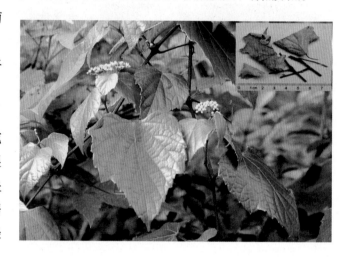

乌蔹莓

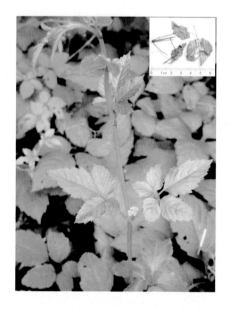

【别名】五爪龙、五叶藤、乌蔹草。

【来源】为葡萄科植物乌蔹莓 *Cayratia japonica*（Thunb.）Gagnep.的全草或根。

【辨认要点】草质藤本。茎有纵棱，具卷须。叶为鸟足状5小叶，中央小叶长椭圆形，顶端急尖或渐尖，基部楔形，侧生小叶椭圆形，顶端急尖或圆形，基部楔形或近圆形，边缘每侧有6~15个锯齿，上面绿色，无毛，下面浅绿色，无毛或微被毛。聚伞花序腋生，黄绿色，具短柄。浆果倒圆卵形，成熟时黑色。

【性味功效】苦、酸，寒。解毒消肿，活血散瘀，利尿，止血。

【应用】用于治疗小便尿血、风湿关节疼痛。

三叶崖爬藤

【性味功效】微苦，平。清热解毒，祛风化痰，活血止痛。

【应用】用于治疗慢性迁延型肝炎、蜂窝织炎、扁桃体炎。

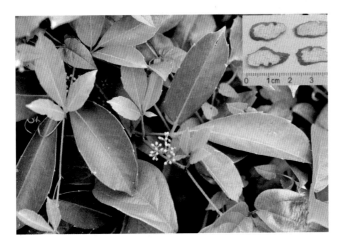

【别名】三叶青、石老鼠、石猴子。

【来源】为葡萄科植物三叶崖爬藤 *Tetrastigma hemsleyanum* Diels et Gilg的全草或块根。

【辨认要点】多年生草质攀缘藤本。茎细弱，无毛，老茎扇形，卷须不分枝与叶对生。叶互生，有柄；小叶3片，草质，卵状披针形；两侧小叶基部偏斜。夏初开黄绿色小花，聚伞花序腋生，花序梗比叶柄短，花梗有短硬毛。浆果球形，成熟时鲜红褐色，半透明，后变黑色。

蘡薁

【别名】野葡萄、华北葡萄。

【来源】为葡萄科植物蘡薁*Vitis bryoniifolia* Bunge的茎叶。

【辨认要点】落叶藤本。枝条细长，有棱角，幼枝密被深灰色或锈色绒毛。叶互生，长圆卵形，叶片3~5（7）深裂或浅裂，中裂片顶端急尖至渐尖，基部常缢缩凹成圆形，边缘每侧有9~16缺刻粗齿或成羽状分裂，基部心形或深心形，基缺凹成圆形，下面密被蛛丝状绒毛和柔毛，后脱落。圆锥花序。浆果黑色形。

【性味功效】甘，平。消肿止血，凉血止血，祛湿，利小便，解毒。

【应用】用于治疗淋病、痢疾、湿疹。

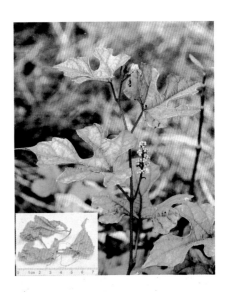

葛藟葡萄

【别名】割谷镰藤、野葡萄、栽秧藤。

【来源】为葡萄科植物葛藟葡萄*Vitis flexuosa* Thunb.的果。

【辨认要点】木质藤本。枝条细长，幼枝被灰白色绵毛，后变无毛。叶宽卵形或三角状卵形，不分裂，顶端短尖，基部宽心形或近截形，边缘有波状小齿尖，表面无毛，背面主脉上有柔毛，脉腋间有簇毛。圆锥花序细长，有白色绵毛。浆果球形，熟后变黑色。

【性味功效】甘，平。润肺止咳，凉血止血。

【应用】用于治疗肺燥咳嗽、吐血、食积。

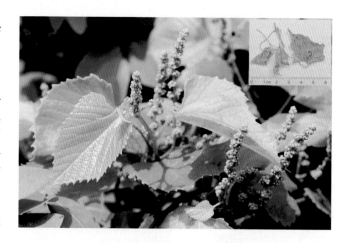

苘麻

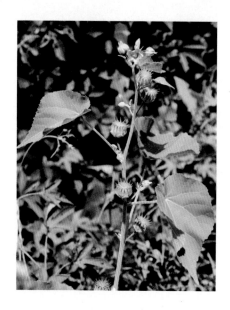

【别名】白麻、青麻、叶生毛。

【来源】为锦葵科植物苘麻*Abutilon theophrasti* Medicus 的全草或叶。

【辨认要点】一年生亚灌木状草本。茎枝被柔毛。叶互生，圆心形，先端长渐尖，基部心形，边缘具细圆锯齿，两面均密被星状柔毛。花单生于叶腋，花萼杯状，密被短绒毛，花黄色，花瓣倒卵形。蒴果半球形，分果片15~20。种子肾形，褐色，被星状柔毛。

【性味功效】苦，平。清热利湿，解毒开窍。

【应用】用于治疗痈疽肿毒。

长柔毛。

【性味功效】苦，平。清热凉血，解毒消肿。

【应用】用于治疗赤白痢、消渴。

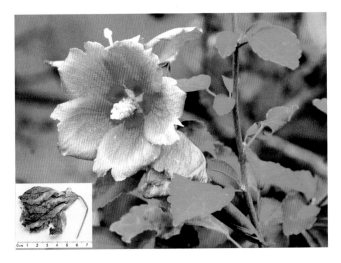

木槿

【别名】木棉、荆条、朝开暮落花。

【来源】为锦葵科植物木槿*Hibiscus syriacus* L.的根、叶、皮、花。

【辨认要点】落叶灌木，小枝密被黄色星状绒毛。叶菱形至三角状卵形，具深浅不同的3裂或不裂，先端钝，基部楔形，边缘具不整齐齿缺。花单生于枝顶叶腋，花萼钟形；花朵色彩有纯白、淡粉红、淡紫、紫红等，花形呈钟状。蒴果卵圆形，密被黄色星状绒毛。种子肾形，背部被黄白色

端具2短芒。

【性味功效】苦、淡，平。清热利湿，排脓止痛。

【应用】用于治疗乳腺炎。

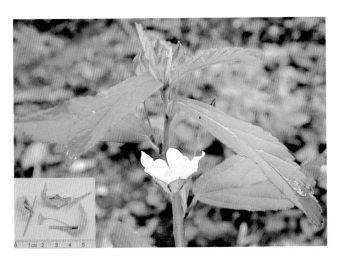

白背黄花稔

【别名】黄花地桃花、黄花母、千斤坠。

【来源】为锦葵科植物白背黄花稔*Sida rhombifolia* L.的全株。

【辨认要点】直立多枝半灌木，全株有星状毡毛或柔毛。叶菱形或矩圆状披针形，基部楔形，边缘有锯齿；托叶刺毛状。花腋生，中部以上有节；无小苞片；萼杯状，5裂，裂片三角形；花黄色，花瓣倒卵形。蒴果盘状，分果爿8~10，顶

地桃花

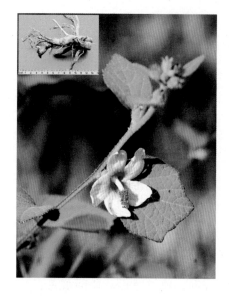

【别名】肖梵天花、野棉花。

【来源】为锦葵科植物地桃花*Urena lobata* L.的根及全草。

【辨认要点】灌木状草本。茎密被白色毛茸。单叶互生，托叶条形，被毛，下部叶心脏形或近圆形，掌状网脉，中脉基部有一腺体。花生于叶腋，苞片5，花萼5，淡红色花瓣5，单体雄蕊。蒴果球形，分果有钩状毛。

【性味功效】甘、淡，凉。祛风活血，清热利湿，解毒消肿。

【应用】用于治疗风湿性关节痛、感冒、肠炎、外伤出血。

田麻

【别名】黄花喉草、白喉草、野络麻。

【来源】为椴树科植物田麻*Corchoropsis tomentosa*（Thunb.）Makino.的全草。

【辨认要点】嫩枝与茎上有星芒状短柔毛。叶卵形或狭卵形，边缘有钝牙齿；两面密生星芒状短柔毛。花黄色，有细长梗，萼片狭披针形；花瓣倒卵形；子房密生星芒状短柔毛，花柱单一。蒴果圆筒形，有星芒状柔毛；种子长卵形。

【性味功效】苦，凉。平肝利湿，解毒止血。

【应用】主治小儿疳积、白带过多、痈疖肿毒；外用治外伤出血。

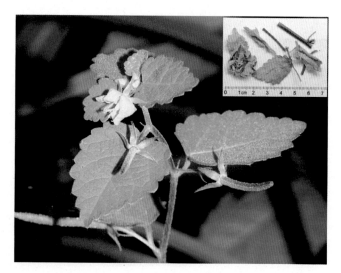

马松子

【别名】野路葵、野棉花秸。

【来源】为梧桐科植物马松子*Melochia corchorifolia* L. 的根和叶。

【辨认要点】亚灌木状草本，多分枝，幼枝与叶柄都有星状柔毛。叶卵形或披针形，顶端急尖或钝，基部圆形或心形，边缘有不规则细锯齿；托叶线形。花无柄，排成密集的顶生或腋生头状花序；花萼钟状，花瓣淡红色，子房密生柔毛。蒴果球形，成熟时背开裂；种子灰褐色。

【性味功效】辛、苦，温。消炎止痒，清热利湿。

【应用】用于治疗皮肤瘙痒、癣症、瘾疹、湿疮、湿疹、阴部湿痒等证。

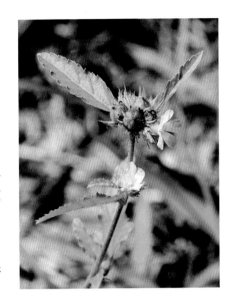

芫花

【别名】药鱼草、老鼠花、闹鱼花、头痛花、闷头花。

【来源】为瑞香科植物芫花*Daphne genkwa* Sieb.et Zucc. 的花蕾。

【辨认要点】落叶灌木。多分枝，树皮褐色，幼枝黄绿色或紫褐色，密被淡黄色丝状柔毛，老枝紫褐色或紫红色。叶对生，稀互生，纸质，卵形或卵状披针形至椭圆状长圆形，上面绿色，下面淡绿色。幼时密被绢状黄色柔毛，老时则仅叶脉基部散生绢状黄色柔毛，花柱短或无，橘红色。果实白色，椭圆形。

【性味功效】苦、辛，寒；有毒。逐水，涤痰。

【应用】用于治疗痰饮癖积、喘咳、水肿、胁痛、心腹症结胀满、食物中毒、痈肿。

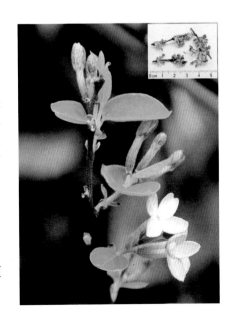

了哥王

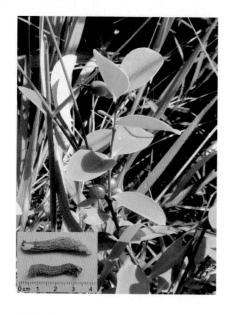

【别名】地棉根、指皮麻、九信草。

【来源】为瑞香科植物了哥王*Wikstroemia indica*（Linn.）C.A.Mey.的根和叶草。

【辨认要点】灌木。小枝红褐色，无毛。单叶对生，纸质至近革质，倒卵形至椭圆形，先端钝或急尖，基部阔楔形或窄楔形。花黄绿色，数朵组成顶生头状总状花序，花萼近无毛，裂片4，宽卵形至长圆形，顶端尖或钝；花被管状，雄蕊8个；子房倒卵形，柱头圆头状。核果椭圆形。

【性味功效】苦、微辛，寒；有毒。清热解毒，化痰散结，通经利水。

【应用】用于治疗跌打损伤、子宫颈炎。

胡颓子

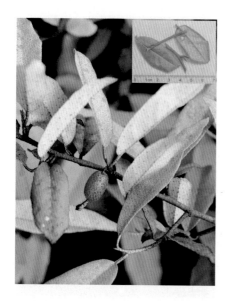

【别名】蒲颓子、半含春、卢都子、雀儿酥、甜棒子。

【来源】为胡颓子科植物胡颓子*Elaeagnus pungens* Thunb.的根、叶及果实。

【辨认要点】常绿直立灌木。叶片近革质，卵形或近圆形，上面绿色，有时散生银色鳞片，下面银白色，散生红色鳞片；叶柄有沟槽，银白色。萼筒近四角形，裂片三角形，稀微被星状柔毛。果实椭圆形，幼时被褐色鳞片，成熟时红色，果核内面具白色丝状棉毛。

【性味功效】酸，平。祛风利湿，行瘀止血。

【应用】用于治疗病毒性肝炎、小儿疳积、风湿性关节痛、咯血、吐血、便血、崩漏、白带、跌打损伤。

短须毛七星莲

【性味功效】苦，寒。清热解毒，消肿排脓，清肺止咳。

【应用】用于治疗疮毒疖痈、毒蛇咬伤、小儿久咳音嘶、风热咳嗽、顿咳、肺痈、目赤、跌打损伤。

【别名】蔓茎菫菜。

【来源】为菫菜科植物短须毛七星莲 *Viola diffusa* Ging var. *brevibarbata* C.J.Wang 的全草。

【辨认要点】草本，全体被糙毛或白色柔毛。通常生不定根，根状茎短。叶片卵形或卵状长圆形，基部宽楔形或截形，稀浅心形，边缘具钝齿及缘毛，幼叶两面密被白色柔毛；托叶基部与叶柄合生，2/3离生，线状披针形，边缘具稀疏的细齿或疏生流苏状齿，蒴果长圆形。

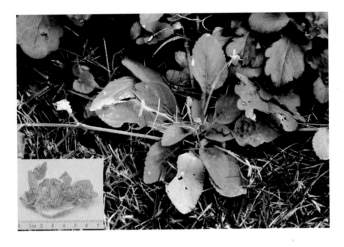

紫花地丁

形，种子卵球形。

【性味功效】微苦，寒。清热解毒，凉血消肿。

【应用】用于治疗化脓性感染。

【别名】地棉根、指皮麻、九信草。

【来源】为菫菜科植物紫花地丁 *Viola philippica* Cav.的全草。

【辨认要点】多年生草本。根状茎短，节密生。叶多数，基生，莲座状；呈三角状卵形或狭卵形，上部者较长，呈长圆形、狭卵状披针形或长圆状卵形；果期叶片增大；托叶膜质，与叶柄合生。花淡紫色。萼片卵状披针形；花瓣倒卵形，子房卵形，花柱棍棒状。蒴果长圆

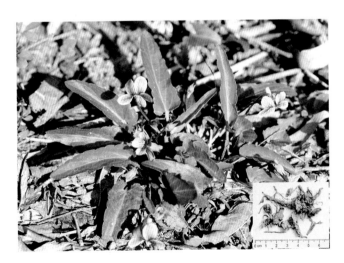

小通草

【别名】中国旌节花、水凉子、萝卜药、通花。

【来源】为旌节花科植物中国旌节花*Stachyurus chinensis* Franch.的茎髓。

【辨认要点】落叶灌木。茎具有发达的髓，树皮紫褐色，平滑。叶互生，纸质，卵形至卵状矩圆形，先端骤尖或尾尖，基部宽楔形或圆形，边缘具粗大锯齿。总状花序下垂，具花15~20朵，花瓣4，黄色。

浆果球形。

【性味功效】甘、淡，凉。清热利尿、通气下乳。

【应用】用于治疗湿温、淋症、乳汁不下、气闭耳聋。

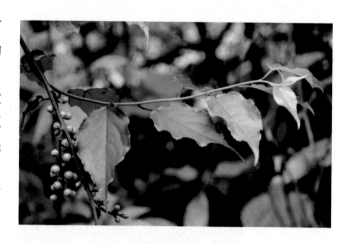

水八角

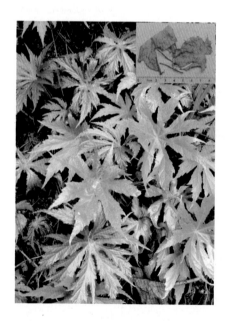

【别名】花鸡公、一口血、枫香细辛。

【来源】为秋海棠科植物掌裂叶秋海棠*Begonia pedatifida* lévl.的根茎。

【辨认要点】多年生草本。具红色、肥大多节的根茎。叶2片，近圆形，基部心形，5~7掌状深裂，中间3裂片再中裂，裂片均披针形，先端渐尖，两侧裂片再浅裂，上下面都具稀疏短刺毛。花红色，2歧聚伞花序，花被4。蒴果，胞背裂开，种子多数。

【性味功效】酸，平。祛风活血，利水，解毒。

【应用】用于治疗风湿性关节疼痛、水肿、尿血、跌打、蛇伤。

绞股蓝

质不裂，球形。

【性味功效】苦，寒。清热解毒，止咳祛痰。

【应用】用于治疗慢性支气管炎、病毒性肝炎、肾炎、胃肠炎、高血压、糖尿病、梦遗滑精。

【别名】七叶胆、小苦药、八爪龙、福音草、五叶参。

【来源】为葫芦科植物绞股蓝*Gynostemma pentaphyllum*（Thunb.）Makino的全草。

【辨认要点】为草质攀援植物，茎细弱，具分枝，具纵棱及槽，无毛或疏被短柔毛，叶膜质或纸质，鸟足状，具3~9小叶，小叶片卵状长圆形或披针形，边缘具波状齿或圆齿状牙齿，上面深绿色，背面淡绿色，两面均疏被短硬毛，叶柄被短柔毛或无毛。花雌雄异株。果实肉

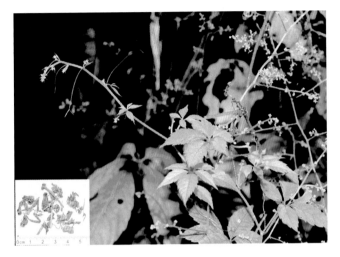

瓜蒌

【别名】野西瓜、药葫芦、吊瓜络、野麻瓜。

【来源】为葫芦科植物栝楼*Trichosanthes kirilowii* Maxim.的成熟果实。

【辨认要点】攀缘藤本。块根圆柱状。茎具纵棱及槽，被白色伸展柔毛。叶片纸质，近圆形，常3~5浅裂至中裂，裂片菱状倒卵形，先端钝，急尖，边缘常再浅裂，叶基心形，上表面深绿色，粗糙，背面淡绿色，两面沿脉被长柔毛状硬毛。花雌雄异株。果实椭圆形，黄褐色或橙黄色。种子卵状椭圆形，淡黄褐色。

【性味功效】甘，寒。润肺化痰，宽胸涤痰，润燥滑肠。

【应用】用于治疗肺热咳嗽、胸闷、痰浊黄稠、便秘、心绞痛、乳腺炎。

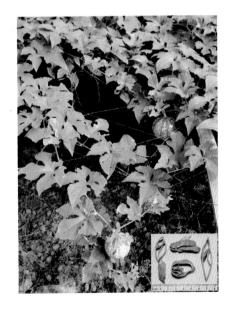

王瓜

【别名】王瓜根、苦瓜莲、吊瓜、土瓜。

【来源】为葫芦科植物王瓜*Trichosanthes cucumeroides*（Ser.）Maxim的根。

【辨认要点】多年生草质藤本，块根纺锤形。茎细弱，具纵棱及槽，被短柔毛。叶片纸质，常3~5浅裂至深裂，边缘具细齿或波状齿，叶基心形。叶柄具纵条纹，被短茸毛及稀疏短刚毛状硬毛。花雌雄异株。花梗短，稀无小苞片；花萼筒喇叭形，花冠白色，果实卵圆形、表面具瘤状突起。

【性味功效】苦，寒，有小毒。清热解毒，利尿消肿，散瘀止痛。

【应用】用于治疗毒蛇咬伤、急性扁桃体炎、痈疮肿毒、跌打损伤。

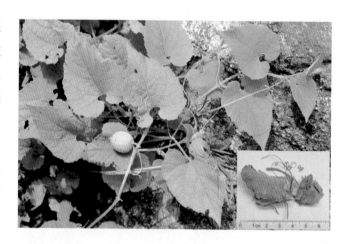

赤楠

【别名】鱼鳞木、赤兰、山乌珠、赤南、牛金子。

【来源】为桃金娘科植物赤楠*Syzygium buxifolium* Hook.et Arn.的根。

【辨认要点】灌木或小乔木，嫩枝有棱，干后黑褐色。叶片革质，阔椭圆形至椭圆形，有时阔倒卵形，先端圆或钝，有时有钝尖头，基部阔楔形或钝，上面干后暗褐色，无光泽，下面稍浅色，有腺点，侧脉多而密，在上面不明显，在下面稍突起。聚伞花序顶生。果实球形。

【性味功效】甘，平。健脾利湿，平喘。

【应用】用于治疗水肿、咳喘、跌打损伤、烫伤。

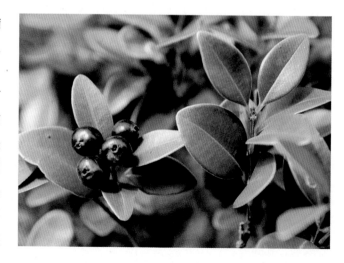

轮叶蒲桃

圆形；花柱与雄蕊同长。果实球形。

【性味功效】甘，平。清热解毒、利水平喘。

【应用】用于治疗水肿、哮喘、烧烫伤等。

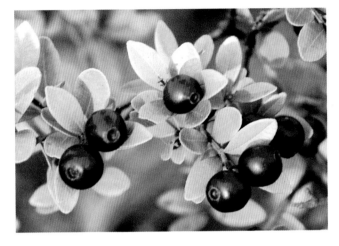

【别名】小叶赤楠、小号犁头树、山乌珠、赤兰、番仔扫帚。

【来源】为桃金娘科植物轮叶蒲桃 *Syzygium grijsii*（Hance.）Merr. et Perry的根。

【辨认要点】灌木，嫩枝纤细，有4棱。叶片革质，细小，常3叶轮生，狭窄长圆形或狭披针形，下面多腺点，侧脉密，以50°开角斜行，边脉极接近边缘。聚伞花序顶生，少花；花梗长3~4mm，花白色；萼管长2mm，萼齿极短；花瓣分离，近

地菍

坛状球状，平截，近顶端略缢缩，肉质。

【性味功效】甘、涩，平。清热解毒，补血止血、祛风利湿。

【应用】用于治疗肺痈、肠炎、痢疾、子宫出血、带下、风湿骨痛、毒蛇咬伤。

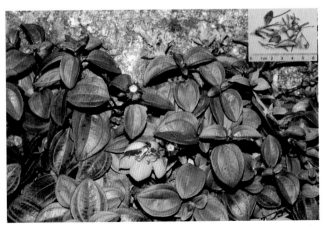

【别名】铺地锦、紫茄子、地樱子、铺地粘。

【来源】为野牡丹科植物地菍 *Melastoma dodecandrum* Lour.的地上部分。

【辨认要点】茎匍匐上升，逐节生根，分枝多，地上各部被糙伏毛。叶对生，坚纸质，卵形或椭圆形，先端急尖，基部广楔形，全缘或具密浅细锯齿。聚伞花序顶生，基部有叶状总苞，花瓣淡紫红色至紫红色，菱状倒卵形，上部略偏斜。果

天香炉

【别名】朝天罐、蜂窝草、仰天钟、金香炉、七孔莲。

【来源】野牡丹科植物金锦香*Osbeckia chinensis* L.的全草。

【辨认要点】直立草本或亚灌木。茎四棱形，具紧贴的糙伏毛。叶片坚纸质，线形或线状披针形，顶端急尖，基部钝或几圆形，全缘，两面被糙伏毛。头状花序，顶生，有花2~8朵，花瓣4，淡紫红色或粉红色，倒卵形。蒴果紫红色，卵状球形。

【性味功效】微甘、淡，平。清热利湿，消肿解毒，止咳化痰。

【应用】用于治疗急性细菌性痢疾、肠炎、小儿支气管哮喘、肺结核咯血、阑尾炎、疔疮疖肿。

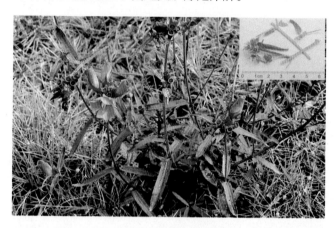

朝天罐

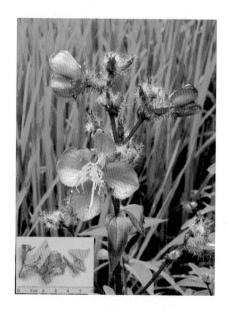

【别名】高脚红缸、罐子草、线鸡腿、大金钟、公石榴。

【来源】为野牡丹科植物朝天罐*Osbeckia opipara* C. Y. Wu et CChen的干燥根或果枝。

【辨认要点】茎四棱形，被平贴的糙伏毛或上升的糙伏毛。叶对生，叶片坚纸质，卵形至卵状披针形，顶端渐尖，基部钝或圆形，全缘，具缘毛，两面除被糙伏毛外，尚密被微柔毛及透明腺点。稀疏的聚伞花序组成圆锥花序，顶生，花瓣深红色至紫色，卵形。蒴果长卵形，为宿存萼所包，宿存萼长坛状。

【性味功效】酸涩，微寒。补虚益肾，收敛止血。

【应用】用于治疗痨伤咳嗽咯血、痢疾、下肢酸软、筋骨拘挛、小便失禁、白浊白带。

小二仙草

成。核果近球形，秃净而亮，有8棱。

【性味功效】苦、辛，平。清热，通便，活血，解毒。

【应用】用于治疗二便不通、热淋、赤痢、便秘、月经不调、跌打损伤、烫伤。

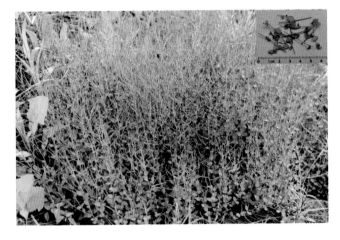

【别名】豆瓣草、船板草、沙生草、下风草、蚁塔。

【来源】为小二仙草科植物小二仙草*Haloragis micrantha*（Thunb.）R. Br.的全草。

【辨认要点】多年生纤弱草本，丛生。茎四棱形，带赤褐色，直立，基部匍匐分枝。叶小，具短柄，对生，叶片通常卵形或圆形，先端短尖或钝，边缘有小齿，基部圆形，两面均秃净，淡绿色或紫褐色。圆锥花序顶生，由细的总状花序组

八角枫

毛。花较少，成熟核果较小。

【性味功效】辛，微温，有毒。祛风除湿，舒筋活络，散淤止痛。

【应用】用于治疗风湿痹痛、肢体麻木、跌打损伤、精神分裂症。

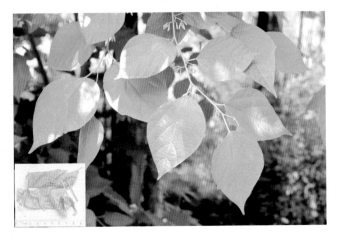

【别名】华瓜木、白金条、白龙须、八角王。

【来源】为八角枫科植物八角枫*Alangium chinense*（Lour.）Harms.的根。

【辨认要点】落叶灌木或小乔木。树皮淡灰黄色，平滑，具淡黄或褐色粗毛，皮孔不明显。单叶互生，有柄；叶形变异较大，常卵形或椭圆形。先端长尖，基部偏斜，平截，略成心形，全缘或少为上部3~5浅裂；主脉5条，下面脉腋常有丛状

瓜木

【别名】篠悬叶瓜木、八角枫。

【来源】为八角枫科植物瓜木 *Alangium platanifolium*（Sieb.et Zucc）Harms的根。

【辨认要点】落叶灌木或小乔木，树皮淡灰黄色，平滑，小枝圆形，灰黄色，具淡黄或褐色粗毛，皮孔不明显。单叶互生，纸质，近圆形，稀阔卵形或倒卵形，顶端钝尖，基部近于心脏形或圆形，不分裂或稀分裂，边缘呈波状或钝锯齿状。花序上的花较少，通常2至数朵。成熟核果较小。

【性味功效】辛，微温，有毒。祛风除湿，舒筋活络，散淤止痛。

【应用】用于治疗风湿性关节痛、跌打损伤、精神分裂症。

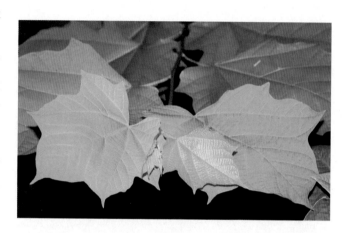

喜树

【别名】千丈树、水桐树、天梓树、旱莲木、野芭蕉。

【来源】为蓝果树科植物喜树 *Camptotheca acuminata* Decne.的果、根皮及根。

【辨认要点】落叶乔木。树皮灰色或浅灰色，纵裂成浅沟状。单叶互生，通常卵状椭圆形，先端突渐尖，幼树之叶有齿羽状脉弧形而下凹，叶柄及背脉均带红晕。花杂性同株；头状花序球形，具长总梗，常数个组成总状复花序。坚果近方柱形，聚生成球形果序。

【性味功效】苦、涩，寒。抗癌，清热，杀虫。

【应用】用于治疗胃癌、结肠癌、直肠癌、膀胱癌、粒细胞性白血病；外用治牛皮癣。

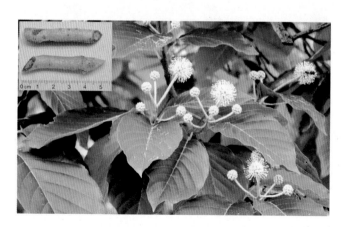

生或生于枝端。果实扁球形，黑色。

【性味功效】辛，温。祛风除湿、强筋壮骨。

【应用】用于治疗风湿性关节痛、腰腿酸痛、半身不遂、跌打损伤、水肿。

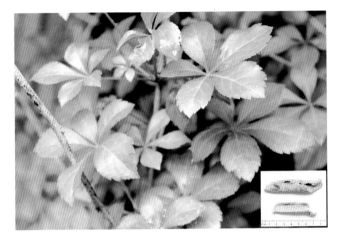

五加皮

【别名】五皮风、五加风、鸡脚风、五叶路刺、五叶木。

【来源】为五加科植物五加*Acanthopanax gracilistylus* W. W.Smith.的根皮。

【辨认要点】落叶灌木，蔓生状。干枝常有短而粗壮的长弯刺。有小叶5，在长枝上互生，在短枝上簇生；叶柄无毛，常有细刺；小叶片倒卵形至倒披针形，两面无毛或沿脉疏生刚毛，边缘有细钝齿，几无小叶柄。小花黄绿色，伞形花序1~2腋

【性味功效】苦、涩，微寒。祛风除湿、舒筋活血、消肿解毒。

【应用】用于治疗风湿性关节炎；外用治跌打损伤、疮疖肿毒、湿疹。

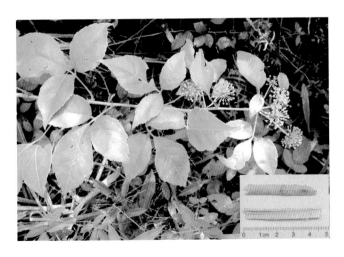

白簕

【别名】刺三加、三叶五加、鹅掌簕、禾掌簕。

【来源】为五加科植物白簕*Acanthopanax trifoliatus*（L.）Merr.的根、叶或全株。

【辨认要点】灌木，枝软弱铺散，老枝灰白色，新枝黄棕色，疏生下向刺；刺基部扁平，先端钩曲。掌状复叶通常有小叶3片，椭圆状卵形，稀倒卵形，两面无毛，或上面脉上疏生刚毛，边缘有细锯齿或钝齿。伞形花序，花瓣黄绿色。果球形，冬季成熟，熟后黑色。

楤木

【别名】雀不站、虎阳刺、刺龙包、鸟不宿、刺树椿。

【来源】为五加科植物楤木 *Aralia chinensis* L.的根及茎皮。

【辨认要点】灌木或乔木。茎枝有不规则散在的角状刺，小枝密生褐色绒毛和针刺。叶互生，二至三回羽状复叶，小叶7~15，卵形，边缘有锯齿，上面疏生糙毛，下面有淡黄色或灰色短柔毛。秋季开白色小花，伞形花序。浆果圆卵形，具5棱，熟时紫黑色。

【性味功效】甘、微苦，平。祛风除湿，利尿消肿，活血止痛。

【应用】用于治疗肝炎、肾炎、淋巴结肿大、糖尿病、白带、胃痛、风湿性关节痛、跌打损伤。

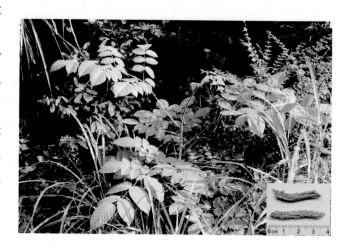

树参

【别名】枫荷梨、枫荷桂、半枫荷、小荷枫、木五加。

【来源】为五加科植物树参 *Dendropanax dentiger*（Harms）Merr.的根或叶。

【辨认要点】乔木或灌木。叶片厚纸质或革质，不分裂叶片椭圆形，基部钝形或楔形；分裂叶片倒三角形，掌状2~3深裂或浅裂，两面无毛，边缘全缘。伞形花序顶生，单生或2~5个聚生成复伞形花序，有

花20朵以上。果实长圆状球形，有5棱，每棱有纵脊3条。

【性味功效】甘，温。祛风除湿，舒筋活络。

【应用】用于治疗偏头痛、风湿痹痛。

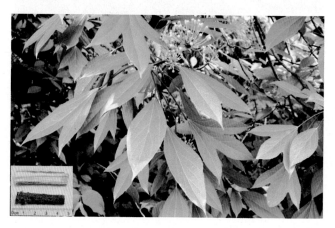

常春藤

状。圆球形浆果红色或黄色。

【性味功效】苦、辛，温。祛风利湿，活血消肿。

【应用】用于治疗风湿性关节痛、跌打损伤、急性结膜炎、肾炎水肿；外用治荨麻疹、湿疹。

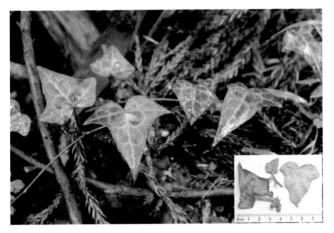

【别名】三角枫、追风藤、上树蜈蚣、钻天风。

【来源】为五加科植物中华常春藤*Hedera nepalensis* K,Koch var. *sinensis*（Tobl.）Rehd.的全株。

【辨认要点】常绿攀援藤本，茎枝有气生根，幼枝被鳞片状柔毛。单叶互生具长柄；叶片革质，无毛。营养枝上的叶三角卵形或近截形，全缘或3浅裂；花枝上的叶椭圆状披针形。小花黄白色或绿白色，伞形花序单生或2~7顶生；花柱合生成柱

通草

【别名】通花根、大通草、白通草、方通、泡通。

【来源】为五加科植物通脱木*Tetrapanax papyriferus*（Hook.）K.Koch的茎髓。

【辨认要点】灌木。茎粗壮，不分枝。叶大，互生，聚生于茎顶，叶片纸质或薄革质，掌状5~11裂，倒卵状长圆形或卵状长圆形，通常再分裂为23小裂片，先端渐尖，上面深绿色，无毛，下面密生白色厚绒毛，全缘或有粗齿，下面密被绒毛。伞形花序顶生，花白色。核果状浆果，扁球形，熟时紫黑色。

【性味功效】甘、淡，寒。清热利尿，通气下乳。

【应用】用于治疗水肿、小便不利、尿痛、尿急、乳汁较少。

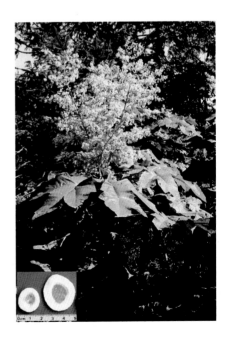

积雪草

【别名】铜钱草、马蹄草、钱齿草、铁灯盏、崩大碗。

【来源】为伞形科植物积雪草*Centella asiatica*（L.）Urban.的全草。

【辨认要点】多年生草本。茎匍匐，细长，节上生根。叶片膜质至草质，圆形、肾形或马蹄形；掌状脉；叶柄无毛或上部有柔毛。伞形花序；苞片卵形，膜质；花瓣卵形，紫红色或乳白色，膜质。果实两侧扁压，圆球形，基部心形至平截形，每侧有纵棱数条，棱间有明显的小横脉。

【性味功效】苦、辛，寒。清热利湿，解毒消肿。

【应用】用于治疗湿热黄疸、中暑腹泻、石淋血淋、痈肿疮毒、跌扑损伤。

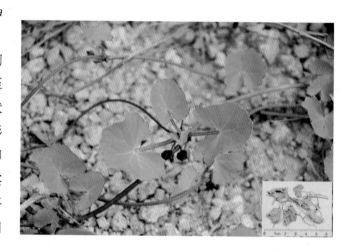

天胡荽

【别名】千里光、破铜钱、鸡肠菜、滴滴金、翳草。

【来源】为伞形科植物天胡荽*Hydrocotyle sibthorpioides* Lam.的全草。

【辨认要点】多年生草本，有气味。茎细长而匍匐，节上生根。叶片膜质至草质，圆形或肾圆形，基部心形，边缘有钝齿，表面光滑，背面脉上疏被粗伏毛；托叶略呈半圆形，薄膜质，全缘或稍有浅裂。伞形花序与叶对生，花瓣卵形，有腺点。果实略呈心形，成熟时有紫色斑点。

【性味功效】辛、微苦，凉。清热利湿，解毒消肿。

【应用】用于治疗黄疸、赤白痢疾、目翳、喉肿、痈肿疮毒、带状疱疹、跌打损伤等。

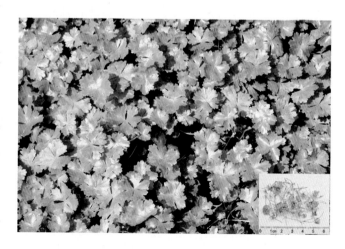

呈细线状，侧棱具广阔的翅。

【性味功效】辛、微苦，平。疏风清热，祛痰止咳，消肿止痛。

【应用】用于治疗感冒、痢疾、肝炎、风湿痹痛、疝气、跌打伤肿、疮痈、毒蛇咬伤等。

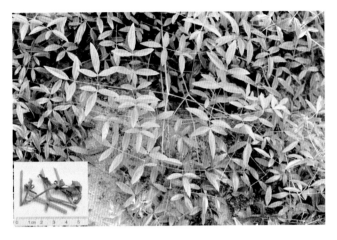

隔山香

【别名】金鸡爪、鸡爪参、香前胡、九步香、香白芷。

【来源】为伞形科隔山香*Ostericum citriodorum*（Hance）Yuan et Shan的干燥根或全草。

【辨认要点】多年生草本。主根圆柱形或近纺锤形。茎直立，圆柱形，有纵纹和浅沟纹。叶有柄，基部具宽鞘，叶片长圆状卵形至广三角形；小裂片椭圆形至长披针形。复伞形花序顶生或侧生。双悬果椭圆形至广卵圆形，背部扁平，背棱和中棱

色。双悬果椭圆形或卵形。

【性味功效】苦、辛，寒。降气化痰，散风清热。

【应用】用于治疗痰热喘满、咳痰黄稠、风热咳嗽痰多等。

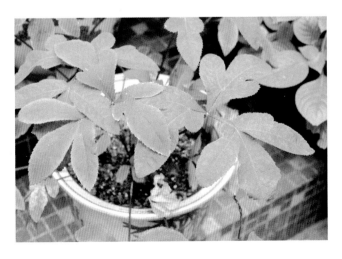

紫花前胡

【别名】土当归、鸭脚七、野辣菜、山芫荽、桑根子苗。

【来源】为伞形科植物紫花前胡*Peucedanum decursivum*（Miq.）Maxim的干燥根。

【辨认要点】多年生草本。茎高可达2m，紫色。叶为一至二回羽状分裂；顶生裂片和侧生裂片基部下延成翅状。最终裂片椭圆形，长圆状披针形至卵状椭圆形，边缘有细而规则的锯齿；茎上部叶简化成膨大紫色的叶鞘。复伞形花序，花深紫

前胡

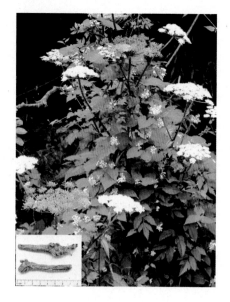

【别名】白花前胡、鸡脚前胡、官前胡、田螺菜、山独活。

【来源】为伞形科植物前胡*Peucedanum praeruptorum* Dunn.的干燥根。

【辨认要点】多年生草本。主根粗壮，圆锥形。茎直立，基部有多数褐色叶鞘纤维。基生叶为二至三回羽状分裂，裂片较少，边缘有圆锯齿，叶柄基部有宽鞘；茎生叶较小，有短柄。复伞形花序，无总苞片；花白色。双悬果椭圆形或卵形。

【性味功效】苦、辛，寒。降气化痰，散风清热。

【应用】用于治疗痰热喘满、咳痰黄稠、风热咳嗽痰多等。

鹿蹄草

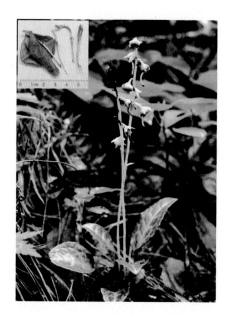

【别名】鹿寿草、破血丹、鹿含草、鹿衔草、纸背金牛草。

【来源】为鹿蹄草科植物鹿蹄草*Pyrola calliantha* H.Andr.的干燥全草。

【辨认要点】多年生常绿草本。地下茎匍匐或直伸，有不明显的节，每节具鳞片1枚。叶于基部丛生；叶片椭圆形至卵圆形，先端钝圆，基部圆形或楔圆形，边缘向后反卷，侧脉近羽状；总状花序，花大，广开，花瓣白色或稍带粉红色。蒴果扁球形，具5棱，成熟时开裂，花萼宿存。

【性味功效】甘、苦，温。补肾强骨，祛风除湿，止咳，止血。

【应用】用于治疗肾虚腰痛、风湿痹痛、筋骨痿软、新久咳嗽、吐血、衄血、崩漏等。

闹羊花

【性味功效】辛，温；有大毒。祛风除湿，活血散瘀，麻醉止痛，止咳平喘，杀菌止痒。

【应用】用于治疗风湿性及类风湿关节炎、腰腿痛、各种神经痛、慢性支气管炎等。

【别名】黄杜鹃、三钱三、毛老虎、八厘麻。

【来源】为杜鹃花科植物羊踯躅 *Rhododendron molle* G.Don的干燥花，其根、茎、叶和果也入药。

【辨认要点】落叶灌木。嫩枝被短柔毛及刚毛。单叶互生，纸质，长椭圆形或倒披针形，下面密生灰色柔毛。伞形花序顶生，先花后叶或同时开放；花冠宽钟状，黄色，5裂，反曲，外被短柔毛，雄蕊5。蒴果长圆形。

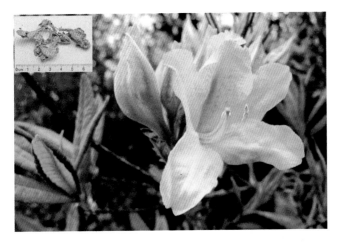

杜鹃

状。蒴果卵圆形，密被硬毛。

【性味功效】甘、酸，温。和血，调经，祛风湿。

【应用】用于治疗月经不调、闭经、崩漏、跌打损伤、风湿痛、吐血、衄血。

【别名】山踯躅、山石榴、映山红、报春花、满山红。

【来源】为杜鹃花科植物杜鹃 *Rhododendron simsii* Planch的干燥花或果实。

【辨认要点】常绿或半常绿灌木。叶卵状椭圆形或倒卵形，先端尖，基部楔形，上面疏被硬毛，下面密被褐色细毛。花2~6朵簇生枝端；萼片密被褐色硬毛，宿存；花冠玫瑰色至淡红色，阔漏斗状；花药紫色；子房卵圆形，密被硬毛，柱头头

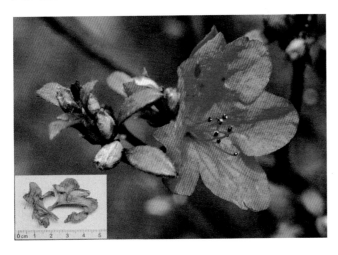

九管血

【别名】八爪金龙、血猴爪、乌肉鸡、山豆根、猪总管。

【来源】为紫金牛科植物九管血 *Ardisia brevicaulis* Diels.的全株或根。

【辨认要点】小灌木，具匍匐的根茎；除侧生特殊花枝外，无分枝。叶互生；叶片坚纸质，狭卵形至近长圆形，基部楔形或近圆形，边缘具不明显的腺点，侧脉与中脉几成直角。伞形花序，着生于侧生特殊花枝顶端；花瓣粉红色，卵形。果球形，鲜红色，宿存萼与果梗为紫红色。

【性味功效】苦、辛，寒。清热解毒；祛风止痛，活血消肿。

【应用】用于治疗咽喉肿痛、风火牙痛、风湿痹痛、跌打损伤、无名肿毒、毒蛇咬伤。

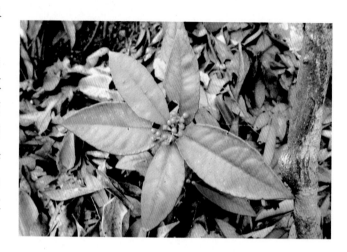

朱砂根

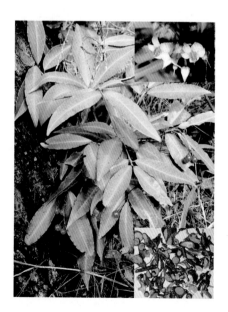

【别名】大罗伞、红铜盘、八角金龙、紫金牛、万两金。

【来源】为紫金牛科植物朱砂根 *Ardisia crenata* Sims. 的根。

【辨认要点】常绿灌木，根肉质。叶互生，除侧生特殊花枝外，无分枝，革质，椭圆状披针形或狭椭圆倒披针形，有黑色腺体，叶两面有突起腺点。伞形花序或聚伞花序，花瓣白色，盛开时反卷，花枝近顶端常有2~3小叶。果球形，具腺点，鲜红色。

【性味功效】苦、辛，凉。清热解毒，活血止痛。

【应用】用于治疗咽喉肿痛、风湿热痹、黄疸、痢疾、跌打损伤、流火、乳腺炎等。

百两金

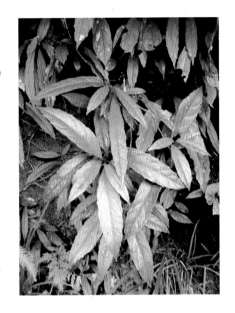

【别名】野枣猴、珍珠伞、八爪龙、叶下藏珠、真珠凉伞。

【来源】为紫金牛科植物百两金*Ardisia crispa*（Thunb.）A.DC.的根及根茎。

【辨认要点】常绿灌木。茎通常单一，或于近茎梢有细分枝。叶互生，披针形或广披针形，先端渐尖，基脚阔楔形，叶脉向下面突起，近边缘于网脉的顶端有黑褐色腺点。花由茎梢叶腋间抽出，多数，排列成伞房花序；花冠带紫红色，钟状。核果球形，熟时红色。

【性味功效】苦、辛，凉。清热，祛痰，利湿。

【应用】用于治疗咽喉肿痛、肺病咳嗽、咳痰不畅、湿热黄疸、肾炎水肿、痢疾、白浊等。

紫金牛

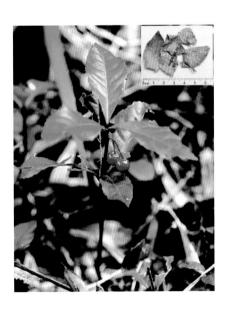

【别名】平地木、矮地菜、矮茶风、矮脚樟、不出林。

【来源】为紫金牛科植物紫金牛*Ardisia japonica*（Hornsted）Bl.的干燥全株。

【辨认要点】常绿矮小灌木。地下茎作匍匐状。茎单一，表面紫褐色，有细条纹，具有短腺毛。叶互生，集生于茎梢；无托叶；叶片椭圆形，先端短尖，边缘具细锯齿，基部楔形，上面绿色，有光泽，下面淡紫色。花序近伞形；花冠白色或淡红色。核果，球形，熟时红色，经久不落。

【性味功效】辛，平。止咳化痰，祛风解毒，活血止痛。

【应用】用于治疗支气管炎、肺炎、肝炎、痢疾、急性肾炎、跌打损伤；外用治皮肤瘙痒等。

山血丹

【别名】血党、小罗伞、郎伞、沿海紫金牛、铁雨伞。

【来源】为紫金牛科植物山血丹 *Ardisia punctata* Lindl.的根或全株。

【辨认要点】灌木。茎除侧生特殊花枝外，无分枝。叶互生，革质或近坚纸质，长圆形至椭圆状披针形，近全缘或具微波状齿，齿尖具边缘腺点，边缘反卷。亚伞形花序，单生或稀为复伞形花序；花瓣白色，椭圆状卵形，先端圆形，具明显的腺点；果球形，深红色。

【性味功效】苦、辛，平。祛风湿，活血调经，消肿止痛。

【应用】用于治疗风湿痹痛、痛经、经闭、跌打损伤、咽喉肿痛、无名肿痛等。

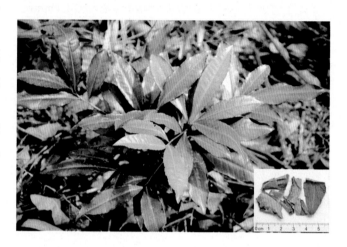

过路黄

【别名】金钱草、真金草，走游草，铺地莲、蜈蚣草。

【来源】为报春花科植物过路黄 *Lysimachia christinae* Hance的干燥全草。

【辨认要点】多年生蔓生草本。茎柔弱，带红紫色，匍匐地面，常在节上生根。叶、花萼、花冠均具点状及条状黑色腺条纹。叶对生，心形或阔卵形。花腋生，2朵相对，花冠黄色，先端5裂，辐状钟形；子房上位，1室，特立中央胎座。

蒴果球形。

【性味功效】甘、微苦，凉。利水通淋，清热解毒，散瘀消肿。

【应用】用于治疗肝胆及肾结石、热淋、湿热黄疸、疮毒痈肿、毒蛇咬伤、跌打损伤等。

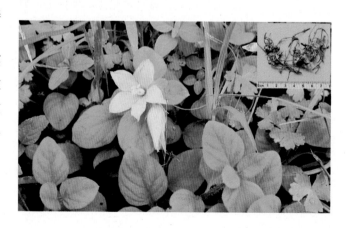

红根草

【别名】大田基黄、星宿菜、假辣蓼、散血草、红脚兰。

【来源】为报春花科植物红根草*Lysimachia fortunei* Maxim.的全草或根。

【辨认要点】多年生草本。根茎横走，紫红色。茎直立，圆柱形，基部紫红色，通常不分枝。叶互生，近于无柄，长圆状披针形至狭椭圆形，先端渐尖或短渐尖，基部渐狭。茎、叶、花萼、花冠均具有黑色腺点。总状花序顶生，细瘦；苞片披针形；花冠白色。蒴果球形，褐色。

【性味功效】苦、辛，凉。清热利湿，凉血活血，解毒消肿。

【应用】用于治疗黄疸、泻痢、血淋、痛经、闭经、咽喉肿痛、痈肿疮毒、蛇虫咬伤等。

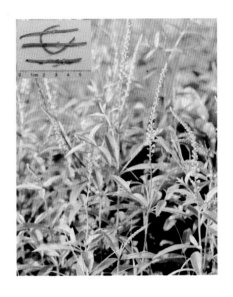

君迁子

时淡黄色，后则变为蓝黑色，被白蜡质。

【性味功效】甘、涩，凉。清热，止渴。

【应用】用于治疗烦热、消渴等。

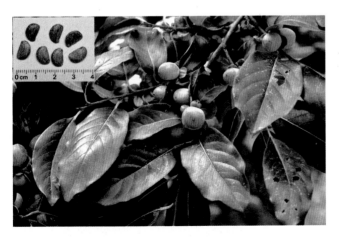

【别名】椑枣、小柿、软枣、黑枣、牛奶柿。

【来源】为柿科植物君迁子*Diospyros lotus* L.的果实。

【辨认要点】落叶乔木。树皮灰黑色或灰褐色；幼枝灰绿色，有短柔毛。单叶互生，椭圆形至长圆形，基部钝圆或阔楔形，上面深绿色，密生柔毛，有光泽。花单性，雌雄异株，簇生于叶腋；花淡绿色至淡红色。浆果近球形至椭圆形，初熟

华山矾

【别名】土常山、檬子柴、羊子屎、毛壳子树、毛柴子。

【来源】为山矾科植物华山矾 *Symplocos chinensis* (Lour.) Druce 的叶。

【辨认要点】灌木。嫩枝、叶柄、叶背、花序轴、苞片、萼外面均被灰黄色皱曲柔毛。叶互生；叶片纸质，椭圆形或倒卵形，边缘有细尖锯齿，叶面有短柔毛；中脉在叶面凹下；圆锥花序顶生或腋生；花冠白色，芳香。核果卵状圆球形，歪斜，熟时蓝色，先端宿萼裂片向内伏。

【性味功效】苦，凉，小毒。清热利湿，解毒，止血生肌。

【应用】用于治疗泻痢、疮疡肿毒、创伤出血、烫火伤、溃疡等。

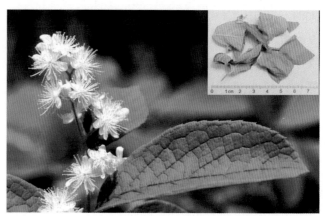

女贞子

【别名】大叶蜡树、青蜡树、白蜡树、蜡树。

【来源】为木犀科植物女贞*Ligustrum lucidum* Ait.的干燥果实。

【辨认要点】常绿灌木或乔木，全体无毛。树皮灰褐色。枝黄褐色、灰色或紫红色。单叶对生，革质，卵形或椭圆形，全缘。花小，密集成顶生圆锥花序；花冠白色，漏斗状，先端4裂；雄蕊2；子房上位。核果肾形或近肾形，深蓝黑色，成熟时呈红黑色，被白粉。

【性味功效】甘、苦，凉。补益肝肾，清虚热，明目。

【应用】用于治疗头昏目眩、腰膝酸软、遗精、耳鸣、须发早白、骨蒸潮热、目暗不明等。

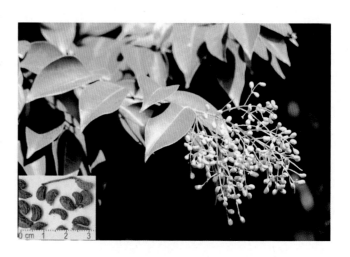

醉鱼草

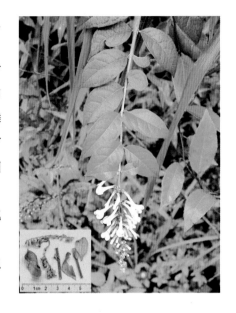

【别名】闭鱼花、痒见消、阳包树、鲤鱼花草、鱼尾草。

【来源】为马钱科植物醉鱼草*Buddleja lindleyana* Fort. 的茎叶。

【辨认要点】落叶灌木。树皮茶褐色，小枝四棱形，有窄翅。单叶对生；具柄，柄上密生绒毛；叶片纸质，卵圆形至长圆状披针形。穗状花序顶生；花萼管状，有鳞片密生；花冠细长管状，紫色，外有白色细鳞片，内有白色细柔毛。蒴果长圆形，有鳞，基都有宿萼。种子细小，褐色。

【性味功效】辛、苦，温，有毒。祛风解毒、驱虫、化骨鲠。

【应用】用于治疗痄腮、痈肿、瘰病、蛔虫病、钩虫病、诸鱼骨鲠。

五岭龙胆

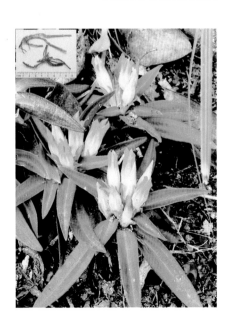

【别名】落地荷花、九头青、鲤鱼胆、簇花龙胆、歇地龙胆。

【来源】为龙胆科植物五岭龙胆*Gentiana davidii* Franch 的带花全草。

【辨认要点】多年生草本。根茎短，根细条状。基生叶呈莲座状；叶片披针形，全缘，稍肉质，具不明显3脉；茎生叶披针形，基部成短鞘。花丛生于茎顶，萼筒狭倒锥形，膜质；花冠狭漏斗形，浅蓝紫色，褶三角形，对称。蒴果内藏，狭椭圆形或卵状椭圆形。种子淡黄色，有光泽。

【性味功效】苦，寒。清热解毒，利湿。

【应用】用于治疗小儿惊风、目赤、咽痛、痢疾、淋证、化脓性骨髓炎、毒蛇咬伤等。

双蝴蝶

【别名】肺形草、胡地莲、穿藤金兰花、蝴蝶草。

【来源】为龙胆科双蝴蝶*Tripterospermum chinense*（Migo.）H.Smith 的幼嫩全草。

【辨认要点】多年生缠绕草本。根茎黄褐色或深褐色。茎绿色或紫红色，具细条棱，基生叶2对，呈双蝴蝶状，叶片卵形、倒卵形或椭圆形；茎生叶对生；卵状披针形。聚伞花序，腋生；花萼钟形，裂片线状披针形；花冠蓝紫色或淡紫色。

蒴果椭圆形。种子圆形，淡褐色，具盘状双翅。

【性味功效】辛、甘、苦，寒。清肺止咳，凉血止血，利尿解毒。

【应用】用于治疗肺热咳嗽、肺痨咯血、肾炎、乳痈、疮痈疔肿、创伤出血、毒蛇咬伤等。

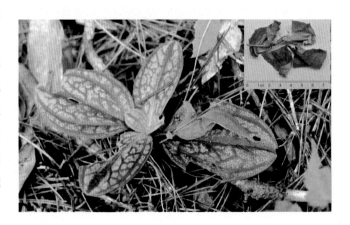

夹竹桃科

络石藤

【别名】石邦藤、骑墙虎、石龙藤、白花藤、耐冬。

【来源】为夹竹桃科植物络石*Trachelospermum jasminoides*（Lindl.）Lem.的干燥带叶藤茎。

【辨认要点】常绿木质藤本，全株具白色乳汁；嫩枝被柔毛。叶对生，革质或近革质；叶片椭圆形或卵状披针形。聚伞花序顶生或腋生；花萼5裂，裂片覆瓦状；花冠高脚碟状，白色，芳香，顶端5裂。蓇葖果叉生。种子褐色，线形，顶端具白色绢质种毛。

【性味功效】苦、辛，微寒。通络止痛，凉血清热，解毒消肿。

【应用】用于治疗风湿痹痛、腰膝酸痛、筋脉拘挛、疔疮肿毒、跌打损伤、外伤出血等。

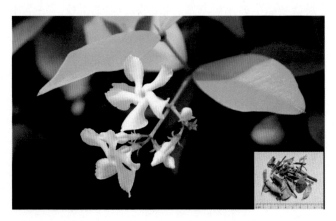

牛皮消

【别名】白首乌、隔山消、飞来鹤、和平参、耳叶牛皮消。

【来源】为萝藦科植物牛皮消*Cynanchum auriculatum* Royle ex Wight的干燥块根。

【辨认要点】蔓性半灌木；块状宿根。叶对生，膜质，宽卵形至卵状长圆形，基部心形。聚伞花序伞房状；花萼裂片卵状长圆形；花冠白色，辐状，裂片反折；副花冠浅杯状，裂片椭圆形，肉质，钝头，裂片内面有舌状鳞片。蓇葖双生，披针形；种子卵状椭圆形；种毛白色绢质。

【性味功效】苦，平。补肝肾，强筋骨，益精血，健脾消食，解毒疗疮。

【应用】用于治疗腰膝酸软、阳痿遗精、头晕耳鸣、心悸失眠、疮痈肿痛、毒蛇咬伤等。

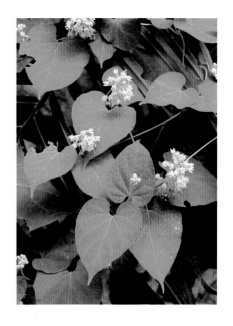

白前

【别名】江杨柳、水豆粘、西河柳、鹅管白前、水杨柳。

【来源】为萝藦科植物柳叶白前*Cynanchum stauntonii*（Decne）Schltr ex Levl的干燥根及根茎。

【辨认要点】半灌木。根茎细长，空如鹅管状，须根纤细，节上丛生。茎圆柱形，表面灰绿色，有细棱。叶对生，狭披针形，纸质。伞形状聚伞花序腋生；花冠辐状，紫红色5深裂，裂片线形，内面具长柔毛；副花冠裂片盾状；蓇葖果单生。种子黄棕色，顶端具白色丝状绢毛。

【性味功效】辛、甘，温。泻肺降气，下痰止嗽。

【应用】用于治疗肺气壅实之咳嗽痰多、气逆喘促、胃脘疼痛、小儿疳积、跌打损伤等。

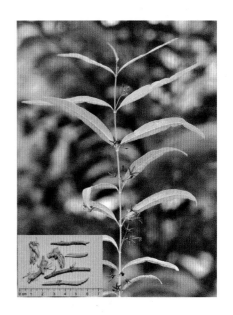

水团花

【别名】球花水杨梅、青龙珠、水黄凿、满山香。

【来源】为茜草科植物水团花 *Adina pilulifera*（Lam.）Franch. ex Drake的枝叶或花果。

【辨认要点】常绿灌木。枝柔弱，有皮孔。叶对生，纸质，倒披针形或长圆状椭圆形；基部阔楔形，先端长尖而钝；头状花序小，单生于叶腋，球形；萼片5，线状长圆形；花冠白色，长漏斗状，被微柔毛，5裂，裂片卵状长圆形；蒴果楔形，

种子多数，长圆形，两端有狭翅。

【性味功效】甘，寒。清热祛湿，散瘀止痛，止血敛疮。

【应用】用于治疗痢疾、肠炎、水肿、痈肿疮毒、湿疹、溃疡不敛、创伤出血。

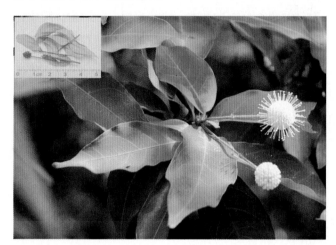

水杨梅

【别名】水杨梅、水杨柳。

【来源】为茜草科植物细叶水团花 *Adina rubella* Hance的枝叶或花果。

【辨认要点】落叶小灌木。叶对生，近无柄，薄革质，卵状披针形或卵状椭圆形，全缘，长2.5~4cm，宽8~12mm，顶端渐尖或短尖，基部阔楔形或近圆形；侧脉5~7对，被稀疏或稠密短柔毛。头状花序顶生或腋生，花冠裂片三角状，紫红色。蒴果长卵状楔形。

【性味功效】苦、涩，凉。清热利湿；解毒消肿。

【应用】用于治疗湿热泄泻、痢疾、湿疹、疮疖肿毒、风火牙痛、跌打损伤、外伤出血。

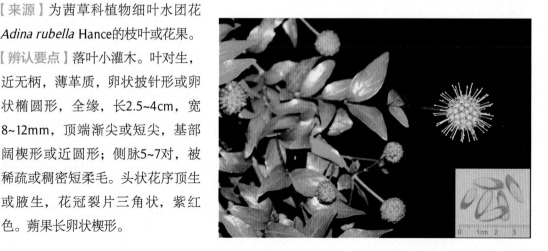

风箱树

果倒圆锥形，花萼宿存。种子短圆形。

【性味功效】苦，凉。（根）清热解毒，止血生肌，祛痰止咳，散瘀止痛。

【应用】用于治疗上呼吸道感染、咽喉肿痛、肺炎、咳嗽；外用治跌打损伤、疖肿、骨折。

【别名】假杨梅、大叶水杨梅、珠花树、水壳木。

【来源】为茜草科植物风箱树 *Cephalanthus tetrandrus*（Roxb.）Ridsd. et Bakh.f.的根、叶、花序。

【辨认要点】常绿灌木。叶对生，圆形或椭圆披针形，基部浑圆或近心形，全缘，下面被柔毛或茸毛；托叶三角形，常具一黑色腺点；头状花序顶生或腋生，或排成总状花序；花萼细小，裂片极短；花冠管漏斗形，里面有柔毛，裂片4，钝头；蒴

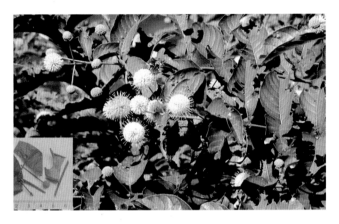

流苏子

【性味功效】辛、苦，凉。祛风止痒。

【应用】用于治疗皮肤局部红肿、瘙痒、荨麻疹、湿疹、皮炎。

【别名】牛老药、臭沙藤、盾子木、凉藤流、棉花藤。

【来源】为茜草科植物流苏子 *Coptosapelta diffusa*（Champ.ex Benth.）Van Steenis的根

【辨认要点】藤本或攀援灌木。分枝多，节明显，仅嫩枝被柔毛。叶对生，近革质，披针形或长圆形，顶端长尖；花单生于叶腋；花萼小，球状，裂片短；花两性，高脚碟状，被绢毛；花药伸出；蒴果近球状。种子扁圆形，边缘流苏状。

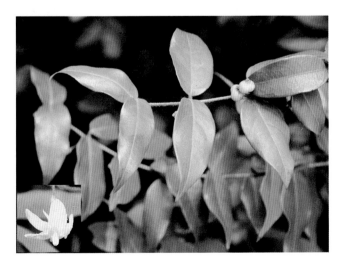

虎刺

【别名】伏牛花、绣花针、黄脚鸡、鸟不宿。

【来源】为茜草科植物虎刺 *Damnacanthus indicus*（L.）Gaertn. f.的全草或根。

【辨认要点】常绿小灌木。枝条屈曲，有硬短毛，叶腋间有针状刺一对，故有绣花针之称。叶对生，卵形，先端尖，全缘，基部常歪斜，钝、圆、截平或心形。花两性，1-2朵生于叶腋，花冠白色，管状漏斗形。核果红色，近球形。

【性味功效】苦、甘，平。祛风利湿，活血消肿。

【应用】用于治疗痛风、风湿痹痛、水肿、肺痈、黄疸、妇女经闭、小儿疳积、跌打损伤。

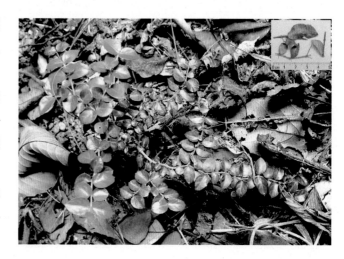

栀子

【别名】黄栀子、山栀、白蟾。

【来源】为茜草科植物栀子 *Gardenia jasminoides* Ellis的果实。

【辨认要点】常绿灌木。叶对生或3叶轮生，革质，长椭圆形或倒卵状披针形，顶端渐尖，基部楔形或短尖，两面常无毛，上面亮绿，下面色较暗。花芳香，单生于枝端或叶腋，花冠白色或乳黄色，高脚碟状，喉部有疏柔毛，冠管狭圆筒形，通常6裂，裂片广展，倒卵形或倒卵状长圆形。果卵形，黄色或橙红色。

【性味功效】苦，寒。泻火除烦，清热利尿，凉血解毒，消肿止痛。

【应用】用于治疗热病心烦、肝火目赤、头痛、湿热黄疸、淋证、疮疡肿毒、扭伤肿痛。

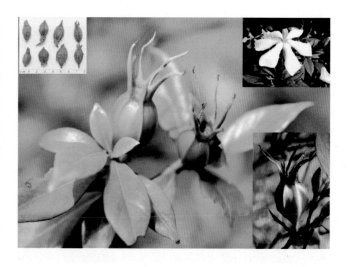

金毛耳草

的萼裂片，成熟时不开裂。

【性味功效】苦，凉。清热除湿，解毒消肿，活血舒筋。

【应用】用于治疗肠炎、痢疾、黄疸型肝炎、小儿急性肾炎、功能性子宫出血、乳糜尿、外伤出血。

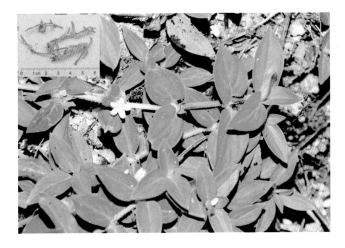

【别名】石打穿、黄毛草、爬岩草、伤口草。

【来源】为茜草科植物金毛耳草 *Hedyotis chrysotricha*（Palibin）Merr. 的全草。

【辨认要点】多年生披散草本。茎被金黄色柔毛；叶片薄纸质或纸质，椭圆形、卵状椭圆形或卵形，基部圆形，干后边缘略反卷，具缘毛；托叶短合生，边缘具疏小齿；花冠漏斗形，裂片线状长圆形；蒴果球形，被长柔毛，具数条纵棱及宿存

白花蛇舌草

【别名】蛇总管、千打锤、羊须草、蛇舌黄。

【来源】为茜草科植物白花蛇舌草 *Hedyotis diffusa* Willd.的带根全草。

【辨认要点】一年生披散草本。叶对生，顶端短尖，边缘干后常背卷；托叶膜质，基部合生成鞘状；花单生或成对生于叶腋，常具短而略粗的花梗；萼筒球形，4裂，裂片长圆状披针形，边缘具睫毛；花冠白色，漏斗形，花柱裂片广展，有乳头状凸点；蒴果扁球形，室背开裂，花萼宿存。种子具棱，干后深褐色。

【性味功效】微酸，寒。清热利湿，解毒消肿。

【应用】用于治疗肺热、肠热、大肠积热、喉痛、疮肿、蛇疮。

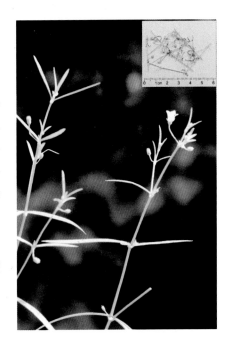

粗毛耳草

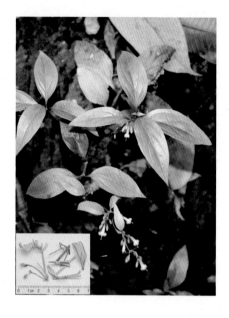

【别名】卷毛耳草。

【来源】为茜草科植物粗毛耳草*Hedyotis mellii* Tutch.的全草。

【辨认要点】直立粗壮草本。茎和枝近方柱形；叶对生，纸质，卵状披针形，两面均被疏短毛；托叶阔三角形，被毛，边全缘或具长疏齿，齿端具黑色腺点；花序顶生和腋生，为聚伞花序，多花，花药长圆形；萼管杯形；花冠裂片披针形，顶端外反；蒴果椭圆形，疏被短硬毛；种子数粒，具棱，黑色。

【性味功效】甘、酸，凉。清热解毒，消食化积，消肿，止血。

【应用】用于治疗感冒咳喘、小儿疳积、乳痈、痢疾、刀伤出血、毒蛇咬伤、毒蜂螫伤。

羊角藤

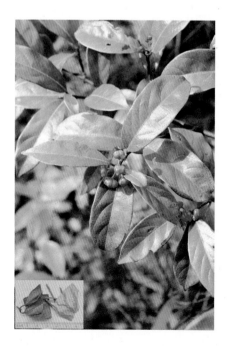

【别名】乌苑藤、白面麻、红头根、山八角。

【来源】为茜草科植物羊角藤*Morinda umbellata* L.的根或根皮。

【辨认要点】蔓状或攀援灌木。枝细长，节间长。叶对生，有柄，矩圆状披针形或倒卵状矩圆形，先端短尖或钝，基部狭，上面秃净或稍粗糙，下面秃净或被柔毛；托叶膜质，鞘状；头状花序，无梗，伞形花丛；花冠高脚碟状；花柱细，具有2柱头。复生球状浆果。

【性味功效】甘，凉。祛风除湿，止痛止血。

【应用】用于治疗胃痛、风湿性关节痛、肾虚腰痛；叶外用治创伤出血。

柔毛；蒴果僧帽形；种子小，椭圆形。

【性味功效】淡，平。祛痰止咳、活血调经。

【应用】用于治疗咳嗽、劳伤吐血、大便下血、妇女痛经、月经不调、筋骨疼痛、扭挫伤。

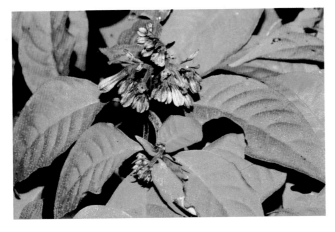

【性味功效】甘、微苦，平。祛风利湿，止痛解毒，消食化积，活血消肿。

【应用】用于治疗风湿筋骨痛、外伤性疼痛、消化不良、小儿疳积；外用于治疗皮炎、湿疹及疮疡肿毒。

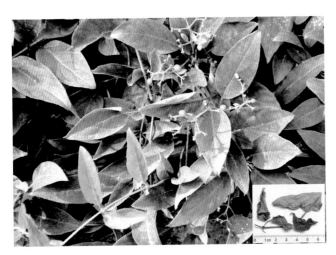

日本蛇根草

【别名】白指甲花、活血丹、散血草、蛇根草、紫金草。

【来源】为茜草科植物日本蛇根草 *Ophiorrhiza japonica* Bl. 的根或根皮。

【辨认要点】多年生草本。茎基部匍匐，节上生不定根。叶对生，狭卵形、卵形或长椭圆状卵形，顶端钝或钝尖，基部宽楔形至圆形，两面无毛或上面有稀疏短柔毛，下面脉上被微柔毛；聚伞花序顶生；萼筒僧帽状球形；花冠漏斗状，白色或淡红色，稍具脉，裂片5，内面被微

鸡矢藤

【别名】鸡屎藤、牛皮冻、臭藤。

【来源】为茜草科植物鸡矢藤 *Paederia scandens*（Lour.）Merr. 的全草。

【辨认要点】多年生草质藤本，全株均被灰色柔毛，揉碎后有恶臭。叶对生，有长柄，卵形或狭卵形，先端稍渐尖，基部圆形或心形，全缘，嫩时上面散生粗糙毛；托叶三角形，早落。花多数集成聚伞状圆锥花序；萼5齿裂；花冠筒钟形，外面灰白色，具细茸毛，内面紫色，5裂。浆果球形，淡黄色。

茜草

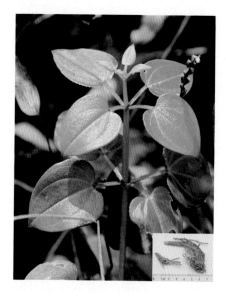

【别名】血茜草、血见愁、红茜草、活血丹、活血草。

【来源】为茜草科植物茜草*Rubia cordifolia* L.的干燥根及根茎。

【辨认要点】多年生攀缘草本，根状茎和其节上的须根均红色；茎多条，细长，方柱形，棱上生倒生皮刺；叶片轮生，叶片卵状心形或狭卵形，先端尖，全缘，有长柄，叶柄及叶脉上均具逆刺；聚伞花序腋生和顶生；花冠淡黄色5裂，着生于短筒上。浆果球形，熟时红色，老熟后黑色。

【性味功效】苦，寒。凉血止血，活血行血。

【应用】用于治疗吐、便、崩、尿血、月经不调、经闭腹痛、跌打损伤、瘀血肿痛等症。

六月雪

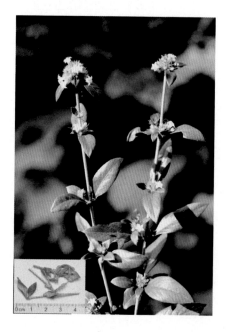

【别名】满天星、白马骨、碎叶冬青、路边姜、天星木。

【来源】为茜草科植物六月雪*Serissa japonica*（Thunb.）Thunb.的全草。

【辨认要点】常绿或半常绿丛生小灌木，嫩枝绿色有微毛，揉之有臭味。叶对生或成簇生小枝上，长椭圆形或长椭圆披针状，全缘；花单生或多朵簇生，花冠漏斗状，全缘，先端钝，厚革质，深绿色，有光泽；花形小，密生在小枝的顶端，花冠漏斗状，有柔毛；花萼绿色，上有裂齿，质地坚硬。小核果近球形。

【性味功效】淡、微辛，凉。疏风解表，清热利湿，舒筋活络。

【应用】用于治疗感冒、咳嗽、咽喉炎、急慢性肝炎、小儿疳积、风湿性关节痛。

圆形；子房下位。

【性味功效】苦、辛，凉。疏风解表，清热利湿，活血消肿。

【应用】用于治疗感冒、咽喉炎、急慢性肝炎、慢性肾炎水肿、小儿疳积、白带过多。

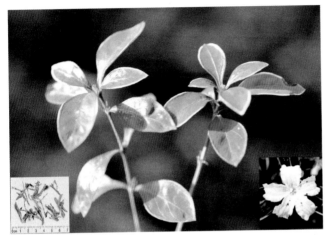

白马骨

【别名】满天星、曲节草、路边姜、凉粉草、鸡脚骨。

【来源】为茜草科植物白马骨*Serissa serissoides*（DC.）Druce的全株。

【辨认要点】落叶小灌木。叶丛生，倒卵形或倒披针形，先端短尖，全缘，基部渐狭而成1短柄；托叶对生，基部膜质，顶有锥尖状裂片数枚；花无梗，丛生于叶腋；萼5裂，裂片三角状锥尖，革质；花冠管状，内有茸毛1簇，5裂，裂片矩圆状披针形；雄蕊5，花药长

柔毛，有宿存萼。种子两端有翅。

【性味功效】甘，微寒。清热平肝，息风定惊。

【应用】用于治疗小儿惊痫瘈疭、成人血压偏高、头晕、目眩、妇人子痫。

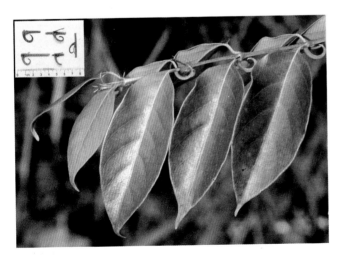

钩藤

【别名】钩丁、吊藤、鹰爪风、倒挂刺、钓钩藤。

【来源】为茜草科植物钩藤*Uncaria rhynchophylla*（Miq.）Miq.ex Havil.的茎枝。

【辨认要点】常绿木质。叶腋有成对或单生的钩，向下弯曲，先端尖；叶对生，具短柄；叶片卵形、卵状长圆形或椭圆形，先端渐尖，基部宽楔形，全缘；托叶2深裂，裂片条状钻形；头状花序单个腋生或顶生；花冠合生，上部5裂，裂片外被粉状柔毛。蒴果倒卵形或椭圆形，被疏

菟丝子

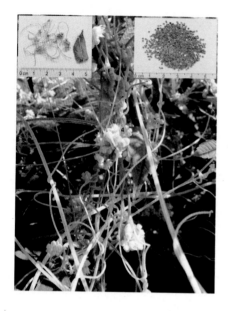

【别名】豆寄生、无根草、黄丝、黄丝藤、无娘藤。

【来源】为旋花科植物菟丝子*Cuscuta chinensis* Lam.的干燥成熟种子。

【辨认要点】一年生全寄生草本。茎丝线状，但不含叶绿素，叶退化成鳞片；花簇生，外有膜质苞片；花萼杯状，5裂；花冠白色，长为花萼2倍，顶端5裂，裂片常向外反曲；雄蕊5，花丝短，与花冠裂片互生；子房2室，每室有胚珠2颗，花柱2，柱头头状。蒴果近球形，成熟时被花冠全部包围；种子淡褐色。

【性味功效】甘，温。补肝脾肾，固精缩尿，明目止泻，安胎。

【应用】用于治疗滑精、遗尿尿频、腰膝酸痛、目昏耳鸣、脾肾虚泻、肾虚胎漏。

金灯藤

形，种子圆心形，褐色。

【性味功效】甘、苦，平。清热，凉血，利水，解毒

【应用】用于治疗吐、衄、便血、血崩、淋浊、痢疾、黄疸、痈疽、疔疮、热毒痱疹。

【别名】日本菟丝子。

【来源】为旋花科植物金灯藤*Cuscuta japonica* Choisy的干燥成熟种子。

【辨认要点】一年生寄生缠绕草本。无叶；穗状花序，花无柄或几无柄；苞片及小苞片鳞片状；花萼碗状，肉质，5深裂，裂片卵圆形，常有紫红色疣状突起；花冠钟状，淡红色或绿白色，顶端5浅裂，裂片卵状三角形；雄蕊5，花丝无或几无；子房2室，花柱1，柱头2裂。蒴果卵圆

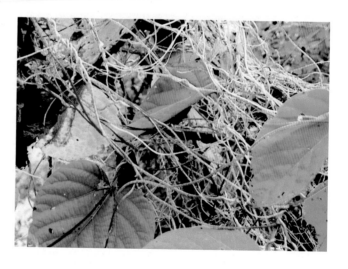

马蹄金

湿，解毒消肿。

【应用】用于治疗黄疸、痢疾、砂淋、白浊、水肿、疔疮肿毒、跌打损伤、毒蛇咬伤。

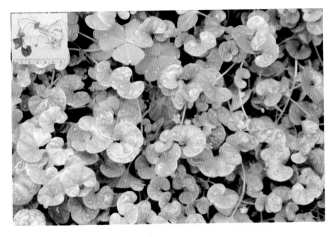

【别名】小金钱草、荷苞草、肉馄饨草、金锁匙、黄疸草。

【来源】为旋花科植物马蹄金 *Dichondra repens* Forst.的全草。

【辨认要点】多年生小草本。茎多数，纤细，丛生，匍匐地面，节着地可生出不定根，通常被丁字形着生的毛；单叶互生，具柄，叶片圆形或肾形，有时微凹，基部深心形，形似马蹄，故名马蹄金。夏初开花，花小，单生于叶腋；蒴果膜质，近球形。种子2粒。

【性味功效】苦、辛，微寒。清热利

附地菜

卵圆形，先端圆钝；花柱基生，柱头头状；小坚果4，斜三棱锥状四面体形，具细毛，少有光滑，有短柄。

【性味功效】甘、辛，温。温中健胃，消肿止痛，止血。

【应用】用于治疗胃痛、吐酸、吐血；外用治跌打损伤、骨折。

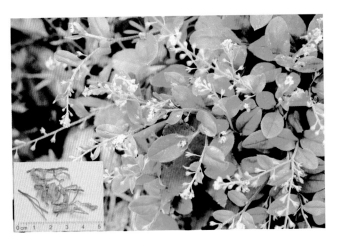

【别名】伏地菜、鸡肠、鸡肠草、地胡椒。

【来源】为紫草科植物附地菜 *Trigonotis peduncularis*（Trev.）Benth.ex Baker et Moore的全草。

【辨认要点】一年生草本。茎通常自基部分枝，具平伏细毛。单叶互生，匙形、椭圆形或长圆形，先端圆钝或尖锐，基部楔形或渐狭，两面被糙伏毛；聚伞花序成总状，顶生；花通常生于花序的一侧；裂片

紫珠

【别名】白棠子树、紫荆、紫珠草、止血草。

【来源】为马鞭草科植物紫珠 *Callicarpa bodinieri* Levl.的根或全株。

【辨认要点】灌木。小枝光滑，略带紫红色，有少量的星状毛。单叶对生，叶片倒卵形至椭圆形，边缘疏生细锯齿。聚伞花序腋生；花多数，花有白色、粉红色或淡紫色。果实球形，熟时紫色，有光泽，经冬不落。

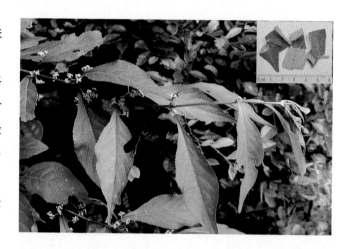

【性味功效】苦、涩，凉。收敛止血，清热解毒。

【应用】用于治疗衄血、咯血、胃肠出血、子宫出血、上呼吸道感染；外用治外伤出血、烧伤等。

白棠子树

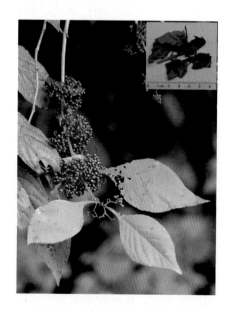

【别名】小叶鸦鹊饭、山指甲。

【来源】为马鞭草科植物白棠子树*Callicarpa dichotoma*（Lour.）K.Koch的全株。

【辨认要点】灌木。小枝带紫红色，略有星状毛。叶片倒卵形，边缘上半部疏生锯齿，两面无毛，下面有黄色腺点。聚伞花序纤弱，2~3次分歧；苞片条形；花萼杯状，顶端有不明显的裂齿或近无齿；花冠紫红色，无毛；药室纵裂；子房无毛，有腺点。果实球形，紫色。

【性味功效】甘、苦，凉。凉血解毒，清热利湿。

【应用】用于治疗急性结膜炎、肺结核咯血、湿热腹泻、肝胆郁火、目赤胀痛、疮疡疔肿等。

兰香草

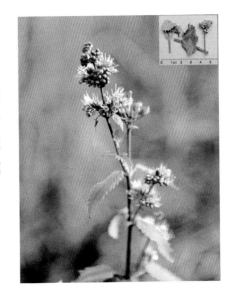

【别名】山薄荷、独脚球、蓝花草、酒药草、金石香。

【来源】为马鞭草科植物兰香草*Caryopteris incana*（Thunb.）Miq.的全草或根。

【辨认要点】多年生草本。茎枝近四棱形，略带紫色或淡红色，茎叶揉碎后有薄荷香气。叶对生，具短柄；叶片卵形或卵圆状披针形，边缘有粗锯齿，两面被毛。穗状花序；花萼5深裂；花冠二唇形；雄蕊4个，突出花冠外。蒴果干后裂为4个小核果，包围宿存花萼内。

【性味功效】辛，温。疏风解表，祛痰止咳，散瘀止痛。

【应用】用于治疗上呼吸道感染、百日咳、支气管炎、胃肠炎、跌打肿痛、产后瘀血腹痛等。

臭牡丹

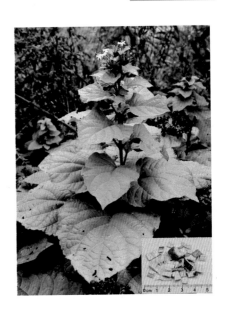

【别名】矮桐子、矮脚桐、臭枫根、臭八宝、臭芙蓉。

【来源】为马鞭草科植物臭牡丹*Clerodendrum bungei* Steud.的干燥根及叶。

【辨认要点】灌木，植株有臭味。叶片纸质，宽卵形或卵形。伞房状聚伞花序顶生，密集；苞片叶状，披针形或卵状披针形；花萼钟状；花冠淡红色、红色或紫红色。核果近球形，成熟时蓝黑色。

【性味功效】苦、辛，平。祛风除湿，解毒散瘀。

【应用】用于治疗眩晕、痈疽、疔疮、乳痈、痔疮等。

大青

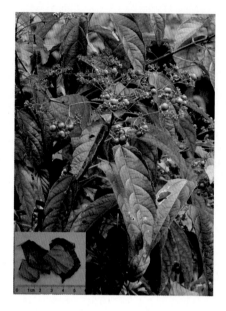

【别名】路边青、臭叶树、臭大青、大叶青、木本大青。

【来源】为马鞭草科植物大青*Clerodendron cyrtophyllum* Turcz.的根或叶。

【辨认要点】落叶灌木。树皮灰白色，老枝黄褐色，幼枝被柔毛。叶对生，叶片近革质，椭圆形、卵形或椭圆状披针形，两面散生白色短毛。聚伞花序；苞片条形而小；花萼钟状；花冠管细长，外被短毛和腺点，裂片5，圆头，开展；雄蕊4；子房上位。果实卵圆形，熟时紫红色。

【性味功效】苦，寒。清热利湿，凉血解毒。

【应用】用于治疗感冒头痛、麻疹并发肺炎、流行性腮腺炎、扁桃体炎、尿路感染等。

豆腐柴

【性味功效】苦、微辛，寒。清热解毒，凉血止血。

【应用】用于治疗吐血、鼻出血、便血、痔瘘下血、痢疾、创伤出血、痈肿疔疖、毒蛇咬伤等。

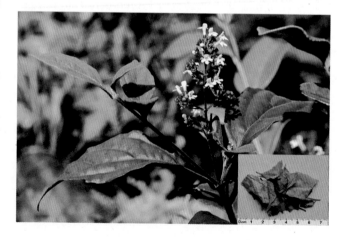

【别名】豆腐木、腐婢、臭娘子。

【来源】为马鞭草科植物豆腐柴*Premna microphylla* Turcz.的根、叶。

【辨认要点】落叶灌木。有臭气。根皮常易剥离成薄片状。茎多分枝，有柔毛。叶对生，卵形或椭圆形，全缘或上半部有疏锯齿，两面有短柔毛；叶揉烂有黏液。圆锥花序顶生或腋生，花小；花冠淡黄色。果圆形，成熟时紫色，下部有宿萼。

马鞭草

【别名】马鞭梢、铁马鞭、白马鞭、疟马鞭。

【来源】为马鞭草科植物马鞭草*Verbena officinalis* L.的全草。

【辨认要点】多年生草本。主根近木质，黄白色。茎多分枝，四棱形，棱及节上有刚毛。叶对生，基生叶有柄，茎生叶无柄；叶片卵圆至长圆形，通常3裂，边缘有粗齿，两面有粗毛。穗状花序，类似马鞭状；花初时甚密；花冠漏斗状；蒴果包于萼内，成熟时开裂成4个小坚果。

【性味功效】苦，微寒。清热解毒，截疟杀虫，利尿消肿，通经散瘀。

【应用】用于治疗疟疾、血吸虫病、丝虫病、急性胃肠炎、肝炎、牙周炎；外用治跌打损伤、疔疮肿毒等。

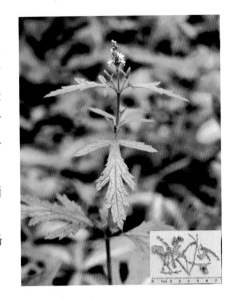

黄荆

球形，褐色。

【性味功效】苦、微辛，平。清热止咳，化痰截疟。

【应用】用于治疗支气管炎、疟疾、肝炎等。

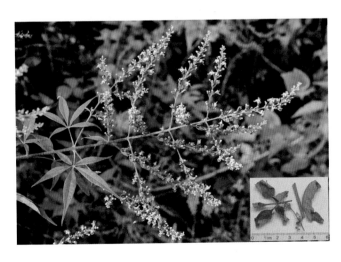

【别名】黄荆条、黄荆子、布荆、荆条、五指风。

【来源】为马鞭草科植物黄荆*Vitex negundo* L.的根、茎。

【辨认要点】落叶灌木或小乔木。小枝四棱形，灰白色，密被柔毛，枝叶揉碎后有香气。掌状复叶对生；小叶5片，椭圆状卵形，中央有3个小叶较大，有较长小叶柄，两侧的较小而无柄，全缘或每侧有2~5个疏浅齿。圆锥花序；花萼钟形，5齿裂，被毛；花冠被毛，二唇形。果

牡荆

【别名】五指柑、蚊子柴。

【来源】为马鞭草科植物牡荆 *Vitex negundo* L.var.*cannabifolia*（S.et Z.）Hand.-Mazz.的新鲜叶。

【辨认要点】落叶灌木或小乔木。具香味；小枝四棱形。叶对生，掌状复叶；小叶5，少有3，中间1枚最大；小叶片披针形或椭圆状披针形，顶端渐尖，基部楔形，边缘有粗锯齿，表面绿色，背面淡绿色，通常被柔毛。圆锥花序顶生，长10~20cm；花冠淡紫色。果实近球形，黑色。

【性味功效】微苦、辛，平。祛痰，止咳，平喘。

【应用】用于治疗咳嗽痰多。

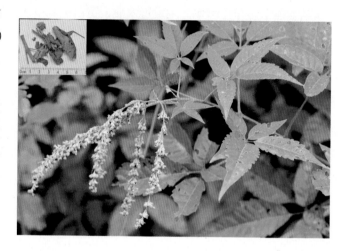

筋骨草

【别名】白毛夏枯草、散血草、金疮小草、青鱼胆草、苦地胆。

【来源】为唇形科植物金疮小草 *Ajuga decumbens* Thunb.的全草。

【辨认要点】一年生草本。茎基部倾斜或匍匐，多分枝，四棱形，全株密被白色柔毛。单叶对生；叶片卵形或长椭圆形，边缘有波状粗齿，下面及叶缘常带有紫色，两面有短柔毛。穗状花序；萼钟形5裂；花冠唇形，淡紫色或白色；雄蕊4，二强；子房上位。坚果灰黄色，具网状皱纹。

【性味功效】苦，寒。清热解毒，消肿止痛，凉血平肝。

【应用】用于治疗上呼吸道感染、扁桃体炎、肝炎、阑尾炎；外用治跌打损伤、外伤出血、烧烫伤、毒蛇咬伤等。

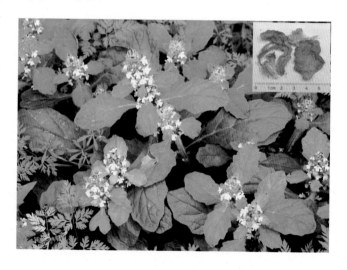

香薷

【别名】土香薷、德昌香薷、香茹、香草、小荆芥。

【来源】为唇形科植物香薷*Elsholtzia ciliate*（Thunb.）Hyland.的全草。

【辨认要点】多年生草本。茎钝四棱形，具槽，无毛或被疏柔毛，常呈麦秸秆样黄色，老时紫褐色；叶卵形或椭圆状披针形。穗状花序；花梗纤细，近无毛；花萼钟形；花冠淡紫色，花丝无毛，花药紫黑色。全株有芳香。

【性味功效】辛，微温。发汗解暑。

【应用】用于治疗夏月感寒饮冷、头痛发热、恶寒无汗、胸痞腹痛、呕吐腹泻、水肿、脚气等。

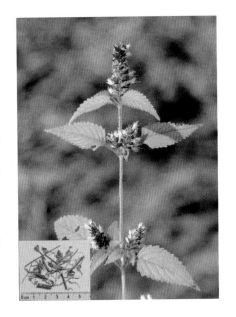

活血丹

【别名】透骨消、透骨风、风草、肺风草。

【来源】为唇形科植物活血丹*Glechoma longituba*（Nakai）Kupr.的全草。

【辨认要点】多年生草本。幼嫩部分被疏长柔毛。茎上升，四棱形。叶对生；叶片心形或近肾形，边缘具圆齿，两面被柔毛或硬毛。轮伞花序；小苞片线形，被茸毛；花萼筒状；花冠蓝色或紫色，下唇具深色斑点，外面披柔毛；雄蕊4，内藏，后对较长。小坚果长圆状卵形，深褐色。

【性味功效】苦、辛，凉。利湿通淋，清热解毒，散瘀消肿。

【应用】用于治疗热淋石淋、湿热黄疸、疮痈肿痛、跌打损伤等。

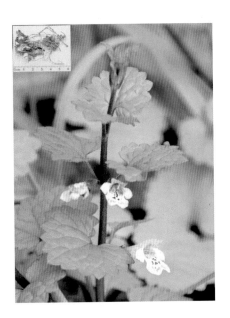

野芝麻

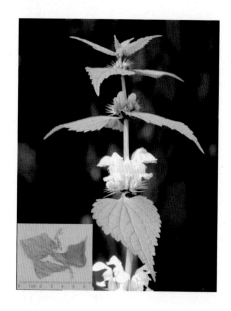

【别名】野油麻、山麦胡、地蚕。

【来源】为唇形科植物野芝麻*Lamium barbatum* Sieb. et Zucc.的全草。

【辨认要点】多年生草本。茎四棱形，被毛。叶对生；叶片心形至披针状心形，边缘有锯齿或重锯齿，叶面和叶背脉上有疏柔毛。春至夏开花，花轮具多花，无柄，腋生；苞片披针形；花萼5长齿；花冠白色或淡黄色，倒肾形，有齿状附属物；雄蕊4。小坚果长圆形，有3棱，截头，褐色。

【性味功效】甘、辛，平。散瘀，消积，调经，利湿。

【应用】用于治疗跌打损伤、小儿疳积、白带、痛经、月经不调、肾炎、膀胱炎等。

益母草

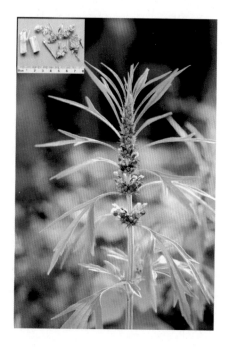

【别名】益母蒿、益母艾、红花艾、坤草、茺蔚。

【来源】为唇形科植物益母草*Leonurus japonicas* Houtt. 的全草。

【辨认要点】一或二年生草本。茎直立，单一或有分支，四棱形。叶对生，叶形多种：基出叶有长柄，叶片近圆形；中部茎生叶3全裂，裂片近披针形；上部叶不裂，条形。花多数，在叶腋中集成轮伞；花萼钟形；花冠唇形，淡红色或紫红色；雄蕊4，二强。小坚果熟时黑褐色，三棱形。

【性味功效】苦、辛，微寒。调经活血，祛瘀生新，利尿消肿。

【应用】用于治疗月经不调、闭经、产后瘀血腹痛、肾炎浮肿、小便不利、尿血。

薄荷

【别名】野薄荷、水薄荷、蕃荷菜、鱼香草。

【来源】为唇形科植物薄荷*Mentha haplocalyx* Briq.的地上部分。

【辨认要点】多年生草本，全株有香气。根茎匍匐，茎直立，方形，有分枝，具倒生柔毛。叶对生，椭圆形或长圆状披针形，边缘有细锯齿，两面疏生短柔毛及腺鳞。轮伞花序腋生；苞片披针形或线状披针形，有缘毛；花萼钟形；花冠淡红色。雄蕊4。小坚果卵圆形，黄褐色。

【性味功效】辛，凉。疏散风热，清利头目，利咽，透疹，疏肝行气。

【应用】用于治疗风热感冒、头痛、目赤、喉痹、口疮、风疹、麻疹、胸胁胀闷等。

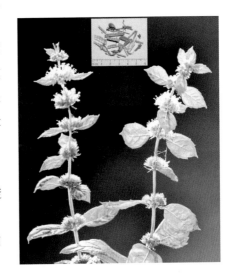

凉粉草

【别名】仙草、仙人草、仙人冻、薪草。

【来源】为唇形科植物凉粉草*Mesona chinensis* Benth.的全草。

【辨认要点】一年生草本。茎方柱形，下部伏地，上部直立。单叶对生，叶片卵形或卵状矩圆形，边缘具小锯齿，揉碎后有粘手感。枝叶加水煮汁可制凉粉，故称"凉粉草"。花极小，多数；花萼初时小，结果时呈筒状或坛状筒形，花冠淡红色；雄蕊4。小坚果椭圆形或卵形。

【性味功效】甘、淡，凉。清热利湿，凉血解暑。

【应用】用于治疗急性风湿性关节炎、高血压、中暑、感冒、黄疸、急性肾炎、糖尿病等。

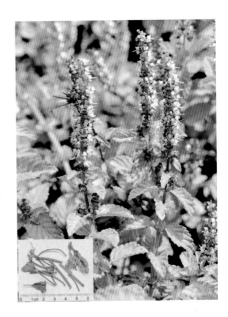

石香薷

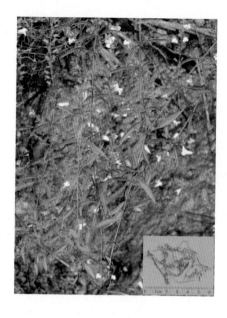

【别名】华荠宁、青香薷、小叶香薷、细叶香薷、广香薷。

【来源】为唇形科植物石香薷*Mosla chinensis* Maxim.的全草。

【辨认要点】一年生草本。茎多分枝，稍呈四棱形，紫褐色或略带淡红。叶对生，近无柄；叶片条形或条状披针形，边缘具疏锯齿或近全缘，两面密生白色柔毛及腺点。轮伞花序聚成顶生短穗状或头状；萼钟状，被柔毛，萼齿5；花冠二唇形，淡紫色；雄蕊2。小坚果4，球形，褐色。

【性味功效】辛，微温。发汗解表，祛暑化湿，利尿消肿。

【应用】用于治疗暑湿感冒、发热无汗、头痛、腹痛吐泻、水肿等。

石荠苧

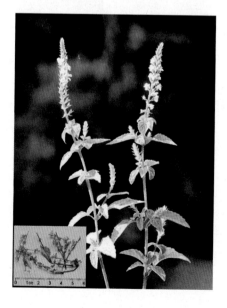

【别名】痱子草、热痱草、紫花草、荆苏麻、土荆芥。

【来源】为唇形科植物石荠苧*Mosla scabra*（Thunb.）G. Y.Wu et H.W.Li的全草。

【辨认要点】一年生直立草本。茎方柱形，多分枝。单叶对生；叶片卵形，边缘有尖锯齿，两面均有锈色腺点。花在枝顶部轮集成间断的假总状花序；苞叶较花梗长，卵状披针形至卵形；花萼钟形，有10条纵脉；花冠淡红色或红色，倒心形；雄蕊2。小坚果近于球形，黄褐色。

【性味功效】辛，微温。疏风清暑，行气理血，利湿止痒。

【应用】用于治疗感冒头痛、咽喉肿痛、中暑、痢疾、小便不利、肾炎水肿、白带等。

紫苏

【别名】白紫苏、香苏、苏麻、赤苏、苏叶。

【来源】为唇形科植物紫苏*Perilla frutescens*（L.）Britt.
的叶或带嫩枝。

【辨认要点】一年生草本，有特殊香气。茎方形，紫色
或绿紫色，上部有白色柔毛。单叶对生；叶片卵圆形，
边缘有粗锯齿，两面紫或两面绿色。轮伞花序组成偏
向一侧的假总状花序，顶生或腋生；苞片卵形；花萼钟
状；花冠紫红色或淡红色；雄蕊4。小坚果近球形，黄
褐色，有网纹。

【性味功效】辛，温。解表散寒，行气和胃。

【应用】用于治疗风寒感冒、咳嗽呕恶、妊娠呕吐、鱼
蟹中毒等。

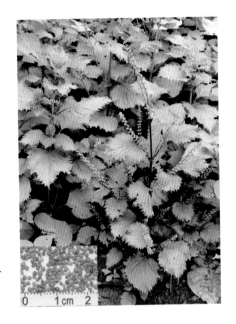

夏枯草

【别名】棒槌草、铁色草、大头花、夏枯头。

【来源】为唇形科植物夏枯草*Prunella vulgaris* L.的花穗
或全草。

【辨认要点】多年生草本。茎四棱形，通常带红紫色。
叶对生；叶片椭圆状披针形或菱状窄卵形，全缘或有
疏锯齿。轮伞花序，6花一轮，多轮密集成顶生穗状花
序，形如棒槌；花序基部有叶状总苞一对；花萼筒状；
花冠唇形，紫色或白色。小坚果三棱状长椭圆形，褐
色。夏末全株枯萎，故名夏枯草。

【性味功效】苦、辛，寒。清肝明目，清热散结。

【应用】用于治疗淋巴结结核、甲状腺肿、高血压病、
头痛、耳鸣、目赤肿痛、肺结核等。

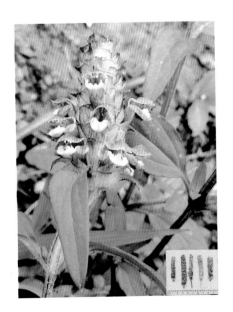

南丹参

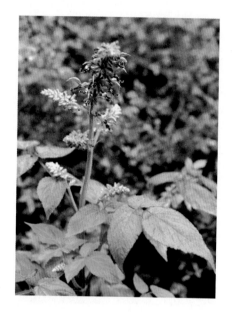

【别名】丹参、土丹参、紫丹参。

【来源】为唇形科植物南丹参*Salvia bowleyana* Dunn. 的根。

【辨认要点】多年生草本。茎粗壮，呈钝四棱形，具沟槽，被下向长柔毛。根肥厚，外表红色。叶为羽状复叶，对生；小叶卵状披针形，边缘具锯齿，叶背脉上被疏柔毛。轮伞花序多朵组成顶生总状花序；花冠淡紫色至蓝紫色。小坚果椭圆形。

【性味功效】苦，微寒。活血化瘀；调经止痛。

【应用】用于治疗月经不调、闭经痛经、骨节疼痛、胸肋胀痛、心烦失眠、心绞痛等。

半枝莲

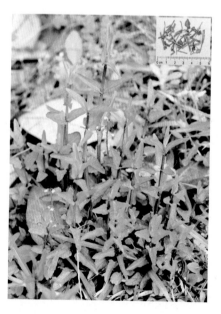

【别名】半向花、半面花、挖耳草、通经草、狭叶韩信草。

【来源】为唇形科植物半枝莲*Scutellaria barbata* D.Don 的干燥全草。

【辨认要点】多年生草本。茎下部匍匐生根，上部直立，茎方形、绿色。叶片三角状卵形或卵圆形，边缘有波状钝齿，下部叶片较大，叶柄极短。花小，2朵对生，排列成偏侧的总状花序，顶生；苞片叶状；花萼钟状，二唇形，上唇具盾片；花冠唇形，蓝紫色。小坚果卵圆形，棕褐色。

【性味功效】辛、苦，寒。清热解毒，化瘀利尿。

【应用】用于治疗疔疮肿毒、咽喉肿痛、毒蛇咬伤、跌扑伤痛、水肿、黄疸等。

韩信草

【别名】耳挖草、大力草、顺经草、大叶半枝莲、向天盏。

【来源】为唇形科植物韩信草*Scutellaria indica* L.的全草。

【辨认要点】多年生草本，全体被毛。茎四方形；叶对生，圆形、卵圆形或肾形，边缘有圆锯齿，两面密生细毛。花轮有花2朵，花萼钟状，萼筒背生一囊状盾鳞；花冠紫色。小坚果横生，卵圆形，有小瘤状突起。

【性味功效】辛、苦，寒。清热解毒，活血止血，消肿止痛。

【应用】用于治疗痈肿疔毒、肺痈、肠痈、瘰疬等；外用治跌打肿痛及毒蛇咬伤。

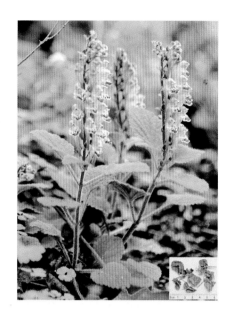

地蚕

【别名】土冬虫草、白冬虫草、白虫草、肺痨草。

【来源】为唇形科植物地蚕*Stachys geobombycis* C.Y.Wu的块茎。

【辨认要点】多年生宿根草本。茎基部有匍匐枝，末端膨大呈螺旋形的灰白色块茎如蚕虫。茎直立，四棱形。叶对生，有柄；叶片卵形或长椭圆形，边缘有粗大锯齿，两面均有毛。轮伞花序组成穗状花序；花萼倒圆锥形；花冠淡紫色，二唇形。小坚果黑色。

【性味功效】甘，平。益肾润肺，滋阴补血，清热除烦。

【应用】用于治疗肺结核咳嗽、肺虚气喘、吐血、盗汗、贫血、小儿疳积等。

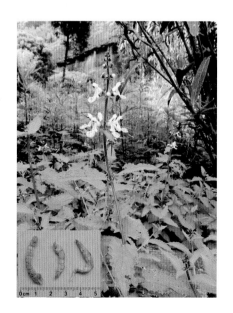

血见愁

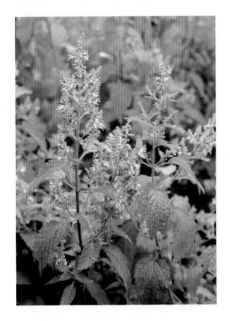

【别名】山藿香、野薄荷、皱面草、血芙蓉。

【来源】为唇形科植物血见愁*Teucrium viscidum* Bl.的干燥全草。

【辨认要点】多年生草本。茎四棱，下部卧地生根，上部直立。单叶对生，卵形或矩圆形，纸质，边缘有不规则粗钝齿，基部楔形，叶面有皱折，故又称"皱面草"。假穗状花序顶生及腋生，顶生者自基部多分枝，密被腺毛；花冠白色、淡红色或淡紫色。小坚果扁圆形。

【性味功效】辛、苦，凉。凉血止血，解毒消肿。

【应用】用于治疗衄血、便血、痛经、产后瘀血腹痛、跌打损伤、痈肿疔疮、毒蛇咬伤等。

地骨皮

【别名】枸杞菜、杞根、地骨、枸杞根。

【来源】为茄科植物枸杞*Lycium chinense* Mill.的根皮。

【辨认要点】多分枝灌木，枝细弱，有纵条纹和棘刺。叶纸质，单叶互生或2~4枚簇生，卵形、卵状菱形、卵状披针形，长1.5~5cm，宽0.5~2.5cm。花萼长3~4mm，通常3中裂或4~5齿裂；花冠漏斗状，淡紫色，5深裂，裂片卵形。浆果红色，卵状。种子扁肾脏形。

【性味功效】甘，平。滋补肝肾，益精明目。

【应用】用于治疗肝肾不足、劳伤虚损。

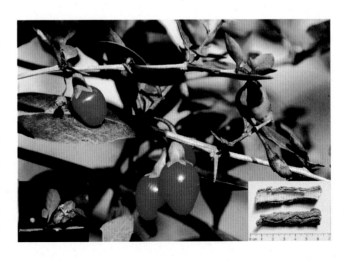

膨大如灯笼，具5棱角，绿色，有细毛。

【性味功效】苦，寒。清热解毒，消肿利尿。

【应用】用于治疗百日咳、咽喉红肿疼痛。

苦蘵

【别名】灯笼草、天泡草、小酸浆。

【来源】为茄科植物苦蘵*Physalis angulata* L.的干燥果、根或全草。

【辨认要点】一年生草本。茎斜卧或直立，多分枝，有毛或近无毛。叶互生，卵圆形或长圆形，顶端渐尖或急尖，基部阔楔形或楔形，全缘或有不等大的牙齿，两面近无毛。花单生于叶腋；萼钟状；花冠钟状，淡黄色。浆果球形，光滑无毛，黄绿色；宿萼在结果时增大，

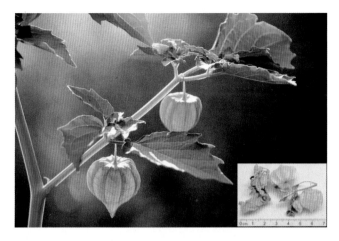

【性味功效】苦，微寒，有小毒。清热解毒，利湿消肿，抗癌。

【应用】用于治疗肝硬化初期、妇女白带。

白英

【别名】白草、毛千里光、排风藤。

【来源】为茄科植物白英*Solanum lyratum* Thunb.的干燥根或全草。

【辨认要点】草质藤本。茎及小枝均被具节长柔毛。叶互生，多数为琴形，基部常3~5深裂，裂片全缘，两面均被白色发亮的长柔毛，中脉明显，侧脉在下面较清晰，通常每边5~7条；聚伞花序顶生或腋外生，花冠蓝紫色或白色。浆果球状，成熟时红黑色。

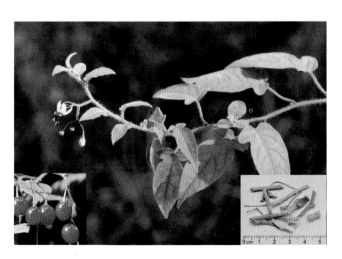

牛茄子

【别名】癫茄、大癫茄、野西红柿。

【来源】为茄科植物牛茄子*Solanum surattense* Burm.F.的干燥根、果或全草。

【辨认要点】亚灌木。茎有劲直的长刺。叶互生，宽卵形，先端短尖至渐尖，基部心形，5~7浅裂或半裂，边缘浅波状；侧脉与裂片数相等，在上面平，在下面凸出，脉上具直刺；叶柄粗壮。聚伞花序腋生，花少，花冠白色，筒部隐于萼内，冠檐5裂，裂片披针形。浆果球形，光滑，基部有带刺的宿萼，熟时橙红色。

【性味功效】苦、辛，微温，有毒。活血散瘀、镇痛麻醉。

【应用】用于治疗冻疮。

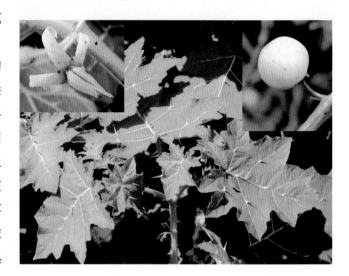

母草

【别名】四方草、小叶蛇针草、铺地莲。

【来源】为玄参科植物母草*Lindernia crustacean*（L.）F.MuelL.的全草。

【辨认要点】草本，常铺散成密丛，多分枝，微方形有深沟纹，无毛。叶片三角状卵形或宽卵形，顶端钝或短尖。花单生于叶腋或在茎枝之顶成极短的总状花序；花萼坛状；花冠紫色，管略长于萼，上唇直立，卵形，钝头，有时2浅裂，下唇3裂，中间裂片较大；雄蕊4，2强。蒴果椭圆形。

【性味功效】微苦、淡，凉。清热利湿，活血止痛。

【应用】用于治疗急性泻痢或伴发热、慢性菌痢。

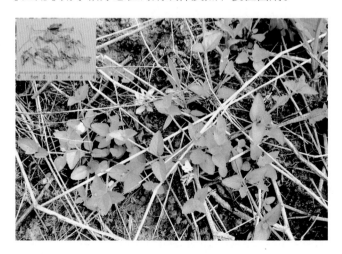

通泉草

唇中裂片较小，倒卵圆形。蒴果球形。

【性味功效】苦，平。止痛，健胃，解毒。

【应用】用于治疗汤、火烫伤、痱疮。

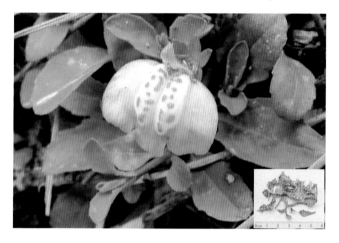

【别名】脓泡药、汤湿草、野田菜。

【来源】为玄参科植物通泉草*Mazus japonicus*（Thunb.）O.Kuntze的全草。

【辨认要点】一年生草本。基生叶少到多数，倒卵状匙形，膜质至薄纸质，顶端全缘或有不明显的疏齿，基部楔形，下延成带翅的叶柄，边缘具不规则的粗齿；茎生叶对生或互生，少数，与基生叶相似或几乎等大。总状花序，花冠白色、紫色或蓝色，上唇裂片卵状三角形，下

鹿茸草

【别名】六月霜、千年艾、牙痛草、千年春。

【来源】为玄参科植物鹿茸草*Monochasma sheareri* Maxim.ex Franch.的全草。

【辨认要点】二年生草本。全体具银白色密绒毛，茎丛生。叶稠密，对生或3枚轮生，有时互生，叶片狭披针形。花序具腺毛，苞片呈叶状。花萼的筒部几与裂片等长，裂片线形；花冠唇形，长过于花萼，淡红色，上唇盔状弯曲，下唇长于上唇。蒴果，成熟时沿一侧面裂开。

【性味功效】苦，平。凉血，止血，解毒，止痛。

【应用】用于治疗治急性胃肠炎、菌痢、牙痛、热淋、毒蛇咬伤。

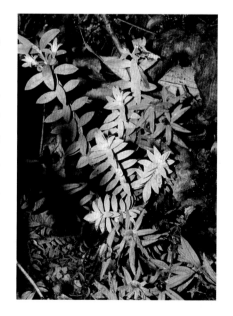

阴行草

【别名】金钟茵陈、吊钟草、灵茵陈。

【来源】为玄参科植物阴行草*Siphonostegia chinensis* Benth的全草。

【辨认要点】一年生草本。全株密被锈色短毛。茎单一，直立，上部多分枝，茎上部带淡红色。叶对生，无或具短柄；叶片二回羽状全裂，条形或条状披针形。花对生于茎枝上部；花梗极短，有1对小苞片，花冠上唇红紫色，下唇黄色，筒部伸直，上唇镰状弯曲。蒴果。

【性味功效】苦，凉。清热利湿，凉血止血，祛瘀止痛。

【应用】用于治疗湿热黄疸、肠炎痢疾、小便淋浊、尿血、便血等。

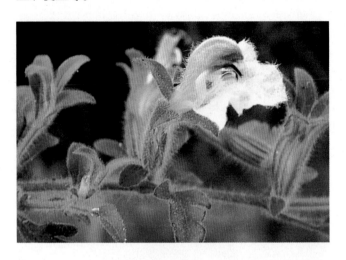

婆婆纳

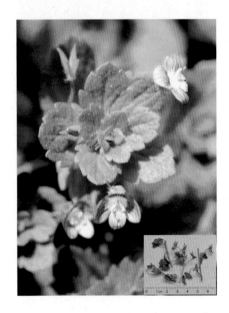

【别名】卵子草、石补钉、双铜锤、双肾草、桑肾子。

【来源】为玄参科植物婆婆纳*Veronica didyma* Tenore.的全草。

【辨认要点】一年生或越年生草本。茎自基部分枝成丛。单叶，在茎下部对生，上部互生，有短柄；叶片卵形或近圆形，边缘具圆齿，基部圆形，绿色。花单生于叶腋；花梗与苞片等长或稍短，苞呈叶状；花萼4裂，裂片卵形。花冠淡红紫色。蒴果近于肾形。

【性味功效】淡，凉。凉血止血，理气止痛。

【应用】用于治疗吐血、疝气、睾丸炎、白带。

状，淡紫色或白色，雄蕊2。蒴果卵状。

【性味功效】味微苦、性凉；清热解毒；行水；散瘀。

【应用】用于治疗肺热咳嗽、痢疾、肝炎、水肿、跌打损伤、毒蛇咬伤、烧烫伤。

腹水草

【别名】仙人搭桥、疔疮草、仙桥草。

【来源】为玄参科植物腹水草Veronicastrum stenostachyum（Hemsl.）Yamaz的全草。

【辨认要点】多年生草本。茎细长，弓曲，顶端着地生根或节上生根，上部有狭棱，被倒生短卷黄毛。叶互生，叶片纸质至厚纸质，长卵形至披针形，顶端长渐尖，边缘为具突尖的细锯齿，下面无毛，上面仅主脉上有短毛。花序腋生，花萼裂片略短于花冠，有睫毛；花冠筒

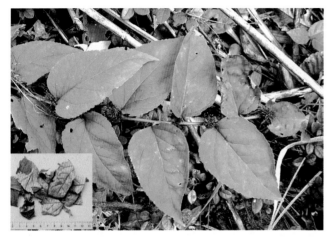

圆锥状；花萼钟状，裂片披针形；花冠漏斗状钟形，橘红色，开展。蒴果。

【性味功效】酸，微寒。清热凉血、化瘀散结、祛风止痒。

【应用】用于治疗血滞经闭、痛经、症瘕、崩中漏下、血热风痒、疮疥陷疹、酒齄鼻。

凌霄花

【别名】芰华、紫葳华、芰华、陵霄花、堕胎花。

【来源】为紫葳科植物凌霄Campsis grandiflora（Thunb.）Loisel.et K.Schumann的干燥花。

【辨认要点】藤本。借气根攀附于它物上，茎黄褐色具棱状网裂。叶对生，奇数羽状复叶，小叶7~9枚，卵形至卵状披针形，顶端尾状渐尖，基部阔楔形，两侧不等大，边缘有粗锯齿，两面无毛，小叶柄着生处有淡黄褐色束毛。花序顶生，

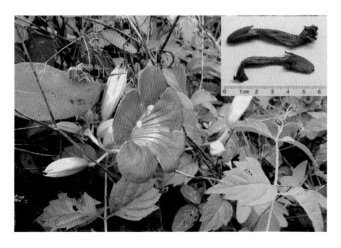

九头狮子草

【别名】接骨草、万年青、化痰青、四季青。

【来源】为爵床科植物九头狮子草*Peristrophe japonica*（Thunb.）Bremek.的全草。

【辨认要点】多年生草本。叶对生，有柄，叶片纸质，椭圆形或卵状长圆形，顶端渐尖或尾尖，基部钝或急尖。聚伞花序短，集生于枝梢的叶腋；每一花下有大小两片叶状苞片，苞片椭圆形至卵状长圆形；花冠粉红色至微紫色，外面疏被短毛，下部细长筒形。蒴果。种子褐色。

【性味功效】辛、甘、微苦，凉。祛风清热，凉肝定惊，散瘀解毒。

【应用】用于治疗感冒发热、肺热咳喘、肝热目赤、小儿惊风、咽喉肿痛、乳痈、蛇虫咬伤。

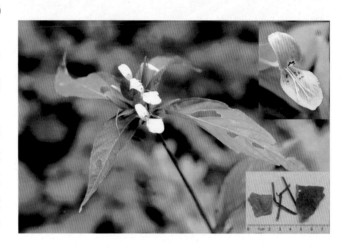

爵床

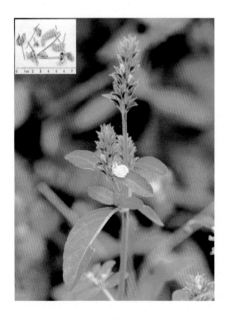

【别名】香苏、四季青、六方疳积草

【来源】为爵床科植物爵床*Rostellularia procumbens*（L.）Nees.的全草。

【辨认要点】一年生草本。茎绿色，被疏毛，节稍膨大，基部伏地。叶对生，卵形或长圆形。穗状花序顶生或腋生；苞片1，小苞片2，均为披针形，有睫毛；花萼裂片4，线状披针形，边缘和背面有毛；花冠粉红色，2唇形；雄蕊2，基部有毛，花药1室不发育，半呈距状。蒴果棒形。

【性味功效】咸、辛，寒。清热解毒，利湿消滞，活血止痛。

【应用】用于治疗治感冒发热、咳嗽、喉痛、疟疾、痢疾、黄疸、肾炎浮肿、小儿疳积、痈疽疔疮、跌打损伤。

或沿脉疏生短柔毛，淡绿色或紫红色。花冠白色，具紫斑，外面疏被腺状短柔毛。蒴果线状披针形。

【性味功效】甘，寒。清暑利湿解毒。

【应用】用于治疗外感暑湿、痈肿疮疖、蛇咬伤。

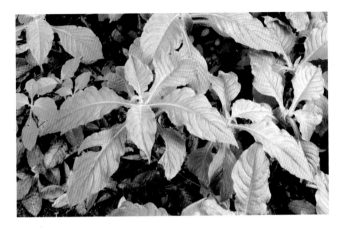

降龙草

【别名】秤杆蛇药、小梁药、虎山叶、四台花、降蛇草。

【来源】为苦苣苔科植物降龙草 *Hemiboea subcapitata* C.B.Clarke.的全草。

【辨认要点】多年生草本。茎肉质，无毛或疏生白色短柔毛。叶对生，叶片稍肉质，干时草质，椭圆形、卵状披针形或倒卵状披针形，全缘或中部以上具浅钝齿，上面散生短柔毛或近无毛，深绿色，背面无毛

雌蕊长无毛。蒴果，种子纺锤形。

【性味功效】甘、苦，凉。清肺消痰，凉血止血，祛湿化滞，通络止痛。

【应用】用于治疗肺热咳嗽、吐血、崩带、菌痢、痔疾、风湿痹痛、跌打损伤。

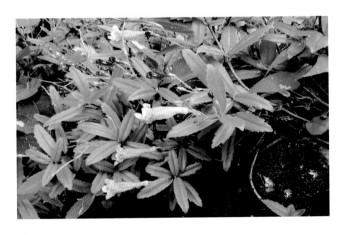

吊石苣苔

【别名】石吊兰、石豇豆、岩泽兰、赶山鞭、石三七。

【来源】为苦苣苔科植物吊石苣苔 *Lysionotus pauciflorus* Maxim.以全株入药。

【辨认要点】常绿小灌木。分枝或不分枝，无毛或上部疏被短毛。叶三枚轮生，革质，线形、线状倒披针形等，两面无毛。苞片披针状线形，疏被短毛或近无毛，花萼裂片狭三角形或线状三角形。花冠白色带淡紫色条纹或淡紫色，无毛；雄蕊无毛，花丝着生于距花冠基部，

野菰

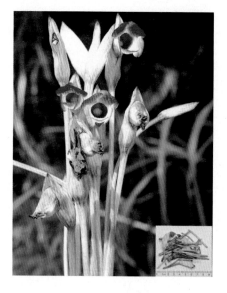

【别名】僧帽花、蛇箭草、烧不死、蔗寄生。

【来源】为列当科植物野菰*Aeginetia indica* L.的全草入药。

【辨认要点】一年生寄生草本。茎黄褐色或紫红色，不分枝或自基部处有分枝。叶肉红色，卵状披针形或披针形，光滑无毛。花常单生茎端，稍俯垂；花梗粗壮，常具紫色条纹；花萼佛焰苞状，紫红色、黄色或黄白色，具紫红色条纹；花冠近唇形，常与花萼同色；雄蕊4枚，内藏，紫色。蒴果。

【性味功效】苦，凉。有小毒。解毒消肿，清热凉血。

【应用】用于治疗扁桃体炎、咽喉炎。

车前草

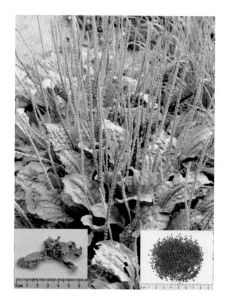

【别名】车前草、五根草、车轮菜。

【来源】为车前科植物车前*Plantago asiatica* L.的干燥全草。

【辨认要点】多年生草本。叶具长柄，几与叶片等长或长于叶片，基部扩大；叶片卵形或椭圆形，先端尖或钝，基部狭窄成长柄，全缘或呈不规则的波状浅齿，通常有5~7条弧形脉。花茎数个，具棱角，有疏毛，穗状花序，花淡绿色；花冠管卵形，蒴果。

【性味功效】甘，寒。清热利尿，祛痰，凉血，解毒。

【应用】用于治疗水肿尿少、热淋涩痛、暑湿泻痢、痰热咳嗽、吐血衄血、痈肿疮毒。

伸出花冠。浆果，熟时黑色。

【性味功效】甘，寒。清热解毒，凉散风热。

【应用】用于治疗痈肿疔疮、喉痹、丹毒、热毒血痢、风热感冒、温病发热。

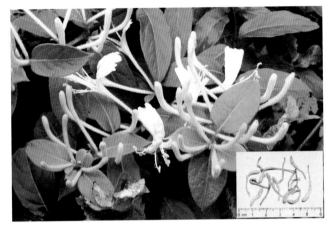

金银花

【别名】银花、双花、二花、二宝花。

【来源】为忍冬科植物忍冬*Lonicera japonica* Thunb.的干燥花蕾或初开的花。

【辨认要点】半常绿藤本。小枝细长，中空，褐色至赤褐色。叶对生，卵形至矩圆状卵形，枝叶均密生柔毛和腺毛。苞片叶状，唇形花有淡香，花成对生于叶腋，花色初为白色，渐变为黄色，黄白相映，外面有柔毛和腺毛，雄蕊和花柱均

接骨草

【别名】八棱麻、陆英、走马风、八里麻等。

【来源】为忍冬科植物接骨草*Sambucus chinensis* Lindl.的根。

【辨认要点】多年生草本或亚灌木。茎圆柱形，有棱，髓银白色。单数羽状复叶，对生或很少近互生，小叶狭卵形，顶端渐尖，边缘有细密的锐锯齿，基部偏斜或阔楔形。复伞房花序，除两性花外，散生不发育呈倒杯状的肉质花，花冠白色或乳白色；果卵形，成熟时红色至黑色。

【性味功效】甘淡、微苦，平。散瘀消肿，祛风活络。

【应用】用于治疗跌打损伤、扭伤肿痛、骨折疼痛、风湿关节痛。

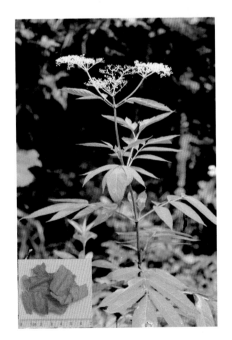

败酱草

【别名】黄花败酱、龙芽败酱、黄花龙牙。

【来源】为败酱科植物败酱*Patrinia scabiosaefolia* Fisch. ex Link.的全草。

【辨认要点】草本，茎常中空。叶对生或基生，通常一回奇数羽状分裂，有时二回奇数羽状分裂或不分裂，边缘常具锯齿；基生叶与茎生叶、茎上部叶与下部叶常不同形。花序为聚伞花序组成的顶生密集或开展的伞房花序、复伞房花序或圆锥花序，果时常稍增大或成羽毛状冠毛；花冠钟状或狭漏斗形，瘦果。

【性味功效】辛、苦，凉。清热解毒，消痈排脓，活血行瘀。

【应用】用于治疗肠痈、肺痈及疮痈肿毒、实热瘀滞所致的胸腹疼痛、产后瘀滞腹痛等症。

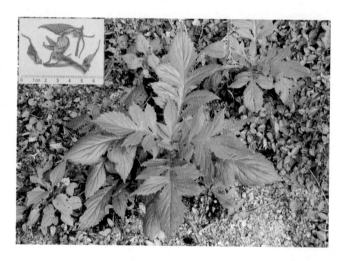

白花败酱

【别名】苦菜、苦斋草。

【来源】为败酱科植物攀倒甑*Patrinia villosa*（Thunb.）Juss.的全草。

【辨认要点】多年生草本。茎密被白色倒生粗毛或仅沿二叶柄相连的侧面具纵列倒生短粗伏毛。叶片卵形、宽卵形或卵状披针形至长圆状披针形，茎生叶对生，与基生叶同形，或菱状卵形，先端尾状渐尖或渐尖，基部楔形下延，边缘具粗齿，上面均鲜绿色或浓绿色，背面绿白色。瘦果倒卵形。

【性味功效】辛、苦，凉。清热解毒，消痈排脓，活血行瘀。

【应用】用于治疗肠痈、肺痈及疮痈肿毒、实热瘀滞所致的胸腹疼痛、产后瘀滞腹痛等症。

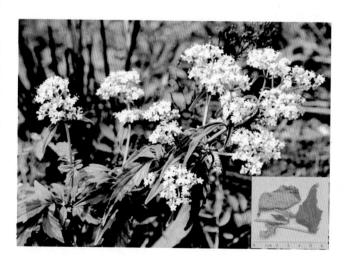

轮叶沙参

【别名】四叶沙参、泡参、南沙参。

【来源】为桔梗科植物轮叶沙参*Adenophora tereaphylla*（Thunb.）Fisc的干燥根。

【辨认要点】多年生草本，茎直立，根肥厚。基生叶圆形，茎生叶轮生，卵圆形至条状披针形，边缘有锯齿，两面疏生短柔毛。花序狭圆锥状，苞片线形，花萼管倒圆锥状，花冠蓝紫色钟形。蒴果卵圆形，种子黄棕色，稍扁。

【性味功效】甘，微寒。养阴清肺，化痰，益气。

【应用】用于治疗肺热咳嗽、咳痰稠黄、虚劳久咳、咽干舌燥、津伤口渴。

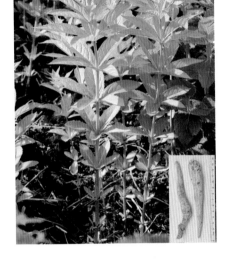

钟状，裂片三角形，外面乳白色，内面紫色，蒴果圆锥形。种子有翼。

【性味功效】辛、甘、平。益气养阴，润肺止咳，排脓解毒，催乳。

【应用】用于治疗病后体虚、咳嗽、肺痈、疮疡肿毒、乳痈、瘰疬、产后乳少等证。

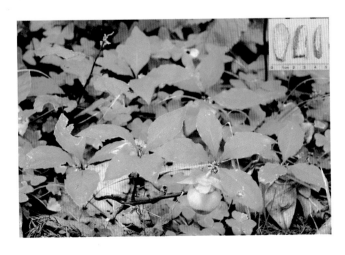

羊乳

【别名】四叶参、通乳草、山海螺、山胡萝卜。

【来源】为桔梗科植物羊乳*Codonopsis lanceolata*（Sieb.et Zucc.）Trautv.的干燥根。

【辨认要点】多年生缠绕藤本，具肥厚的肉质根。主茎上的叶互生，披针形或菱状狭卵形，全缘或疏具波状齿；顶端常2~4叶簇生，近于对生或轮生状，叶片菱状卵形、狭卵形或椭圆形。花单生，花萼管贴生于子房中部裂片卵状披针形，花冠

半边莲

【别名】急解索、半边菊、蛇利草、瓜仁草、偏莲。

【来源】为桔梗科植物半边莲*Lobelia chinensis* Lour.的干燥全草。

【辨认要点】多年生矮小草本，有乳汁。茎细弱匍匐，上部直立。叶互生，无柄、条状披针形，全缘或有疏齿。花通常1朵生叶腋，花冠粉红色或白色，基部合成管状，偏向一边5裂展开，中央3裂片椭圆状披针形，较短，2侧裂片披针形，较长。雄蕊5，聚药，雌蕊1，子房下位。

蒴果倒锥状。

【性味功效】甘，平。清热解毒、利尿消肿。

【应用】用于治疗痈肿疔疮、蛇虫咬伤、鼓胀水肿、湿热黄疸、湿疹湿疮。

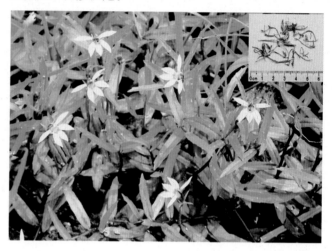

杏香兔儿风

【别名】一支香、兔耳一支香、朝天一支香、扑地金钟。

【来源】为菊科植物杏香兔儿风*Ainsliaea fragrans* Champ.的干燥全草。

【辨认要点】多年生草本。被褐色长柔毛。叶聚生于茎基，莲座状或呈假轮生，叶片厚纸质，卵形、狭卵形或卵状长圆形，顶端钝或中脉延伸具一小的凸尖头，基部深心形，全缘，上面绿色，无毛或被疏毛，下面淡绿色或有时多少带紫红色，被较密的长柔毛；基出脉5条。头状花序，瘦果棒状圆柱形或近纺锤形，栗褐色。

【性味功效】苦、辛，平。清热解毒，消积散结，止咳，止血。

【应用】用于治疗上呼吸道感染、肺脓疡、黄疸、小儿疳积；外用治中耳炎、毒蛇咬伤。

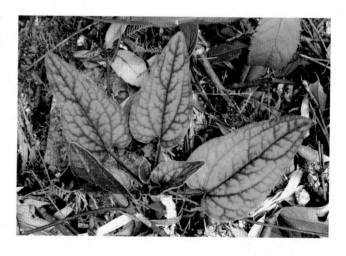

青蒿

球形，深黄色，花冠管状。瘦果椭圆状卵形。

【性味功效】辛、苦，寒。清热解暑，除蒸，截疟。

【应用】用于治疗伤暑、疟疾、潮热、小儿惊风、热泻、恶疮疥癣。

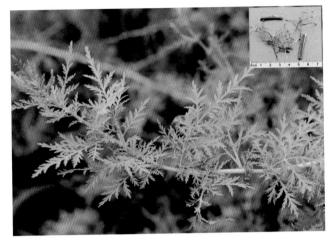

【别名】黄蒿、香丝草、野筒蒿、鸡虱草、青蒿。

【来源】为菊科植物黄花蒿 *Artemisia annaua* L.的全草。

【辨认要点】一年生草本，有浓烈的挥发性香气。茎单生，多分枝，被极稀疏短柔毛，后脱落。叶纸质，宽卵形或三角状卵形，三至四回栉齿状羽状深裂，每侧有裂片5~8枚，裂片长椭圆状卵形，再次分裂，小裂片边缘具多枚栉齿状三角形或长三角形的深裂齿。头状花序

奇蒿

【别名】刘寄奴、金寄奴、六月霜、苦连婆。

【来源】为菊科植物奇蒿*Artemisia anomala* S.Moore的带花全草。

【辨认要点】多年生草本。有根茎，茎直立，有细纵棱。被白色绵毛。下部常深紫色。单叶互生，叶卵状披针形，先端渐尖，基部渐窄成短柄，边缘有尖锯齿，叶背有蛛丝状微毛。头状花序钟形，密集成穗状圆锥花序，总苞片3~4层，全为管状花，白色，外层花雌性，中央花两性。瘦果，具纵棱。

【性味功效】辛、微苦，温。破血通经、敛疮消肿。

【应用】治血滞经闭、产后瘀滞腹痛；外用治疗跌打损伤、血瘀肿痛。

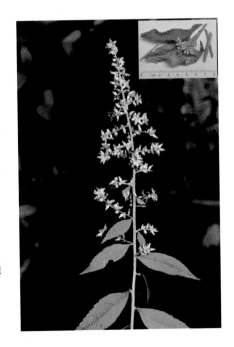

艾叶

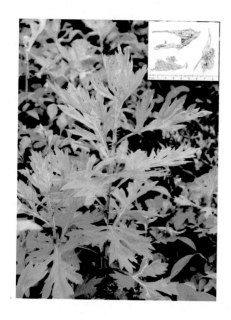

【别名】艾草、艾蒿、家艾。

【来源】为菊科植物艾Artemisia argyi Levl.et Vant.的叶。

【辨认要点】多年生草本。茎直立，圆形有沟棱，外被灰白色软毛，茎中部以上有分枝。中部叶不规则的互生。叶片卵状，羽状深裂，基部裂片常成假托叶，边缘具粗锯齿，上面深绿色，有腺点和稀疏白色软毛，下面灰绿色，有灰白色绒毛。上部叶无柄，顶端也全缘。头状花序，总苞密被白色绵毛。瘦果。

【性味功效】苦、辛，温。温经止血，散寒止痛。

【应用】用于治疗吐血、衄血、崩漏、月经过多、胎漏下血、少腹冷痛、经寒不调、宫冷不孕。

茵陈

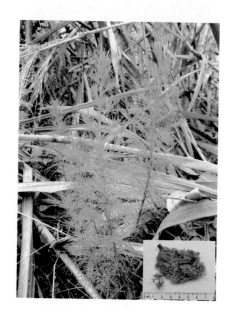

【别名】茵陈、白蒿、绵茵陈、猴子毛、绒蒿。

【来源】为菊科植物茵陈蒿Artemisia capillaris Thunb.的干燥地上部分。

【辨认要点】半灌木状草木。主根明显木性，茎有纵条纹，紫色，多分枝，幼嫩枝被有灰白色细柔毛，老则脱落。基生叶披散地上，二至三回羽状全裂或掌状裂，两面密被绢毛，茎生叶无柄，裂片细线形或毛管状，基部抱茎，叶脉宽，被淡褐色毛。头状花序球形，花淡绿色。瘦果长圆形，无毛。

【性味功效】苦、辛，微寒。清热利湿，利胆退黄。

【应用】用于治疗黄疸型肝炎、胆囊炎、膀胱湿热、风痒疮疥。

牡蒿

【别名】齐头蒿、野塘蒿、土柴胡。

【来源】为菊科植物牡蒿*Artemisia japonica* Thunb.的干燥全草。

【辨认要点】多年生草本，茎直立。叶，二型，早期基生叶匙形，排列如莲座状。先端宽圆或近平截，有裂齿或三浅裂，边缘中部以下全缘，基部渐窄成柄。茎生叶楔形匙形，基部有假托叶，靠下部叶常仅先端齿或三浅裂，向上多为羽状深裂，枝稍叶渐小，条形，常不裂。头状花序，瘦果椭圆形。

【性味功效】苦、甘，平。清热，凉血，解暑。

【应用】用于治疗感冒发热、中暑、疟疾、肺结核潮热、高血压病；外用治创伤出血。

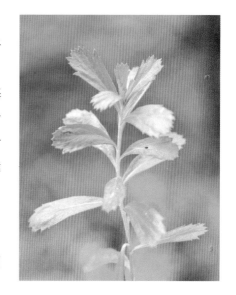

白苞蒿

【性味功效】甘、微苦，平。理气，活血，调经，利湿，解毒，消肿。

【应用】用于治疗月经不调、经闭、慢性肝炎、肝硬化、水肿、带下病、瘾疹、腹胀、疝气。

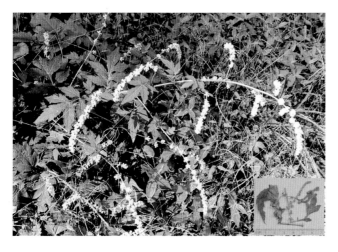

【别名】鸭脚艾、广东刘寄奴、甜菜子、白花蒿、珍珠菊。

【来源】为菊科植物白苞蒿*Artemisia lactiflora* Wall.ex DC.的全草。

【辨认要点】多年生草本，主根明显，侧根细长。茎单生直立，有纵棱。纸质叶，广卵形或长卵形，二回或一至二回羽状全裂，基部与侧边中部裂片最大，先端渐尖、长尖或钝尖，边缘细裂齿或全缘。头状狭窄的圆锥花序，总苞片膜质，黄色，花杂性。瘦果椭圆形。

野艾蒿

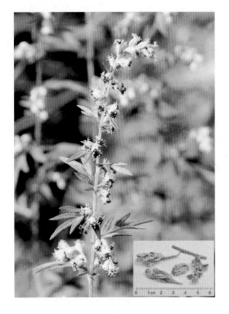

【别名】荫地蒿、野艾、小叶艾、狭叶艾、陈艾。

【来源】为菊科植物野艾蒿*Artemisia lavandulaefolia* DC.的干燥全草。

【辨认要点】多年生草本。有香气。茎具纵棱，分枝多，斜向上伸展，被灰白色蛛丝状短柔毛。叶纸质，上面绿色，具密集白色腺点及小凹点，背面除中脉外密被灰白色密绵毛。二回羽状全裂或第一回全裂，第二回深裂，具长柄。头状花序极多数，瘦果。

【性味功效】苦、辛，温。理气血，逐寒湿，温经，止血，安胎。

【应用】用于治疗心腹冷痛、泄泻转筋、久痢、月经不调、胎动不安、疥癣。

三脉紫菀

【别名】三脉叶马兰、野白菊花、山白菊、白升麻。

【来源】为菊科植物三脉紫菀*Aster ageratoides* Turcz的干燥全草或根。

【辨认要点】多年生草本，茎有棱及沟，被柔毛或粗毛。下部叶叶片的宽卵圆形，中部叶椭圆形或长圆状披针形，上部叶渐小，全缘或有浅齿。头状花序呈圆锥伞房状，总苞片覆瓦状排列，管状花黄色，有裂片。瘦果倒卵状长圆形，灰褐色，有边肋。

【性味功效】苦、辛，凉。清热解毒，利尿止血。

【应用】用于治疗咽喉肿痛、咳嗽痰喘、乳蛾、痄腮、乳痈、小便淋痛、痈疖肿毒。

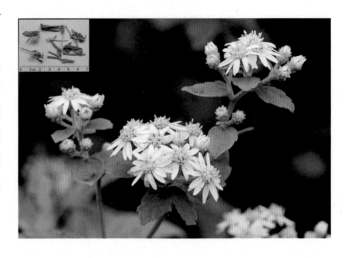

鬼针草

【别名】一包针、婆婆针、痢头猛、金盏银盘。

【来源】为菊科植物鬼针草*Bidens bipinnata* L.的干燥全草。

【辨认要点】一年生草本。茎直立，四棱形。上部叶互生，中下部叶对生，2回羽状深裂片披针形或卵状披针形，先端尖或渐尖，边缘有不规则的细尖齿或钝齿。头状花序生于枝顶和叶腋，边缘有少数黄白色舌状花，中央有多数黄色管状花。瘦果长条形，黄褐色，具有3~4棱，顶端有针状冠毛，3~4条，具倒刺。

【性味功效】苦，平。清热解毒，活血散瘀。

【应用】治疗呼吸道感染、咽喉肿痛、急性阑尾炎、胃肠炎、泻痢、黄疸。

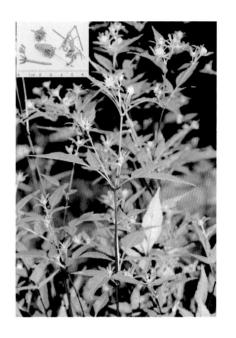

冠筒状。瘦果细，无冠毛。

【性味功效】苦、辛，寒。清热解毒，化痰，止血，杀虫。

【应用】用于治疗乳蛾、喉痹、疟疾、急性肝炎、急慢性惊风、虫积。

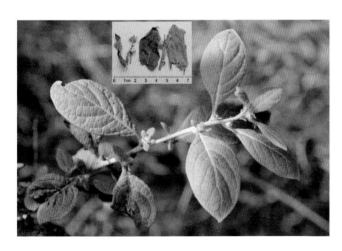

天名精

【别名】地菘、鹿活草、杜牛膝、鹤虱草。

【来源】为菊科植物天名精*Carpesium abrotanoides* L.的干燥根及茎叶。

【辨认要点】多年生粗壮草本，有臭味。茎直立，上部多分枝，有纵棱。叶互生。下部叶片宽椭圆形或长圆形，先端尖或钝，全缘，或有不规则锯齿。上面绿色较深，光滑，下面有细软毛和腺点。头状花序沿茎枝腋生排成穗状花序，中内层总苞片草质茎或膜质，管状花花

鹅不食草

【别名】求紫草、地胡椒、三牙戟、小拳头。

【来源】为菊科植物石胡荽*Centipeda minima*（L.）A.Br.et Ascher.的干燥全草。

【辨认要点】一年生小草本，茎多分枝，匍匐地面，微被蛛丝状毛或无毛，叶互生，楔状倒披针形，顶端钝，基部楔形，边缘有少数锯齿。头状花序小，扁球形，单生于叶腋，无花序梗或极短。总苞半球形，总苞片2层，椭圆状披针形，绿色，边缘有透明膜质，瘦果椭圆形，具4棱，棱上有长毛。

【性味功效】辛，温。通窍散寒，祛风利湿，散瘀消肿。

【应用】治感冒鼻塞、急慢性鼻炎、过敏性鼻炎、百日咳、慢性支气管炎。

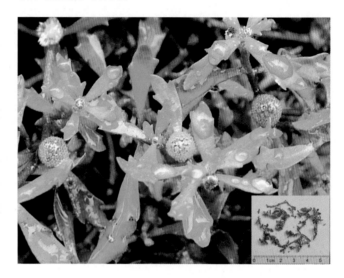

大蓟

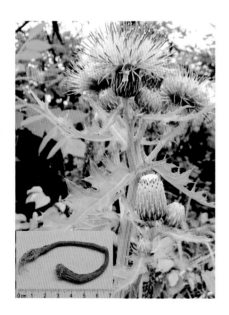

【别名】刺蓟、山萝卜。

【来源】为菊科植物蓟*Cirsium japonicum* DC.的干燥全草或根。

【辨认要点】多年生宿根草本。茎有纵条纹，密被白色软毛。叶互生，羽状分裂，裂片5~6对，先端尖，边缘具不等长浅裂和斜刺，基部渐狭，形成两侧有翼的扁叶柄，茎生叶向上逐渐变小。头状花序，单生在枝端。总苞球形，苞片6~7列，披针形，锐头，有刺。全部为管状花，紫红色。瘦果扁椭圆形。

【性味功效】甘、苦，凉。凉血止血，散瘀解毒，消痈。

【应用】用于治疗衄血、吐血、尿血、便血、崩漏、外伤出血、痈肿疮毒。

野菊花

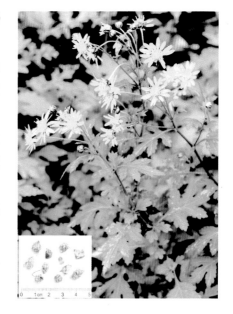

【别名】野山菊、野黄菊。

【来源】为菊科植物野菊*Dendranthema indicum*（L.）Desmoul.的头状花序及全草。

【辨认要点】多年生草本，有特殊香气。有长或短的地下匍匐茎，上部多分枝，有条棱，幼时被柔毛。叶互生，有柄，茎生叶卵形，羽状分裂不明显，顶裂片大，侧裂片常2对。边缘具尖锐锯齿。上部叶渐小，裂片边缘浅裂或有锯齿，上面有腺体及疏柔毛。头状花序顶生。瘦果具5条纵条纹。

【性味功效】苦、辛，凉。清热解毒，疏散风热，降血压。

【应用】用于治疗风热头痛、目赤肿痛、头晕、高血压、肺热咳嗽、咽喉肿痛。

旱莲草

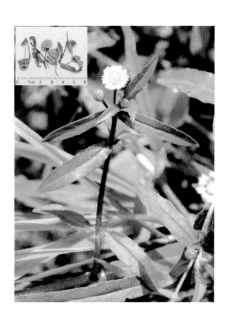

【别名】墨菜、墨旱莲。

【来源】为菊科植物鳢肠*Eclipta prostrata* L.的干燥地上部分。

【辨认要点】一年生草本，折断后流出的汁液数分钟后既呈蓝黑色。茎直立或基部倾伏，着地生根，被白色粗毛。叶对生，线状椭圆形至披针形，边缘有细齿。头状花序，绿色苞片，草质，管状花多数，花冠白色。瘦果，棱形，暗褐色。

【性味功效】甘、酸，寒。滋补肝肾，凉血止血。

【应用】用于治疗肝肾阴虚、牙齿松动、须发早白、眩晕耳鸣、腰膝酸软、阴虚血热吐血。

一点红

【别名】红背叶、叶下红、羊蹄草。

【来源】为菊科植物一点红*Emilia sonchifolia*（L.）DC.的干燥全草。

【辨认要点】一年生或多年生草本。茎直立，无毛或被疏毛。茎下部的叶片卵形，琴状分裂或具钝齿，上部叶小，通常全缘，基部耳状，多少抱茎，无柄，叶背常为紫红色。头状花序，具长柄，总苞绿色，圆柱状，基部稍膨大，苞片1列。花紫色，全为两性管状花，花冠先端5齿裂。瘦果圆柱形。

【性味功效】苦，凉。清热解毒，散瘀消肿。

【应用】用于治疗上呼吸道感染、咽喉肿痛、口腔溃疡、肺炎、急性肠炎、细菌性痢疾。

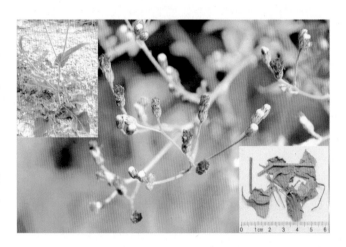

多须公

【别名】华泽兰、广东土牛膝、六月雪。

【来源】为菊科植物多须公*Eupatorium chinense* L.的干燥根。

【辨认要点】多年生草本，全株多分枝，分枝斜升，茎上部分枝伞房状。全部茎枝被污白色短柔毛。叶对生，羽状脉3~7对，叶两面粗涩，被白色短柔毛及黄色腺点。全部茎叶边缘有规则的圆锯齿。头状花序多数在茎顶及枝端排成疏散的复伞房花序，瘦果淡黑褐色，散布黄色腺点。

【性味功效】微苦，凉，有小毒。清热解毒，利咽化痰。

【应用】用于治疗风湿痹痛、咳喘痰多、跌打肿痛、毒蛇咬伤。

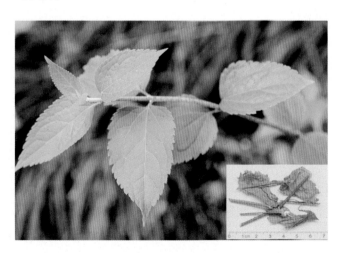

白头婆

【别名】泽兰、山兰。

【来源】为菊科植物白头婆*Eupatorium japonicum* Thunb.的干燥全草。

【辨认要点】多年生草本，茎直立，不分枝。叶对生，茎基部叶花期萎缩，中部叶椭圆形、长椭圆形或披针形。头状花序在茎及枝端排成聚伞状花序，苞片绿色或紫红色，管状花5，花冠白色、带红紫色或粉红色。瘦果椭圆形，淡黑褐色。

【性味功效】苦、辛，微温。活血化瘀，行水消肿。

【应用】用于治疗血瘀经闭、通经、产后瘀滞腹痛、身面浮肿、水肿、腹水。

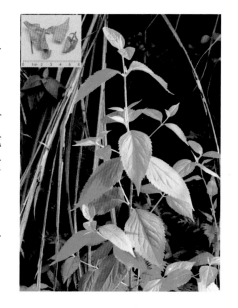

鼠麴草

【性味功效】甘、平。止咳祛痰，平喘，健脾祛湿。

【应用】用于治疗咳嗽痰多、气喘、感冒风寒、泄泻、胃痛。

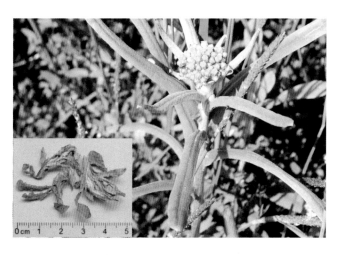

【别名】鼠曲草、佛耳草、清明菜。

【来源】为菊科植物鼠麴草*Gnaphalium affine* D.Don的干燥全草。

【辨认要点】全株密被白色绒毛。叶互生。基生叶花后凋落。下部和中部叶匙形或倒披针形，先端圆钝具尖头，基部渐窄，无柄，全缘。两面被白色绵毛。头状花序多数，梗极短，密集成圆头状。花黄色，边缘雌花花冠丝状。瘦果长椭圆形，具乳头状突起，冠毛黄白色。

羊耳菊

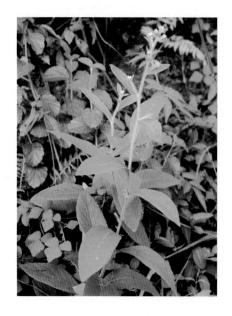

【别名】白面风、山白芷、叶下白。

【来源】为菊科植物羊耳菊*Inula cappa*（Buch.-Ham.）DC.的根或全草。

【辨认要点】半常绿或落叶亚灌木，根状茎粗壮，木质。茎枝直立，被绵毛，少分枝，有纵细沟。叶互生，先端急尖或渐尖，边缘稍有小齿，上面绿色，有腺点，被粗毛，背面被厚绢毛或灰白色绵毛。头状花序多个密集于长总梗上，托盘秃裸，有窝点。花黄色，瘦果，有棱，被白色毛。

【性味功效】辛、微苦，温。散寒解表，祛风消肿，行气止痛。

【应用】用于治疗风寒感冒、咳嗽、神经性头痛、胃痛、风湿腰腿痛、跌打肿痛。

马兰

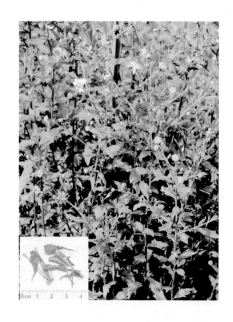

【别名】鱼鳅串、泥鳅串、鸡儿肠、田边菊、路边菊。

【来源】为菊科植物马兰*Kalimeris indica*（L.）Sch.-Bip.的干燥全草或根。

【辨认要点】多年生草本。初春仅有基生叶，茎不明显，初夏地上茎增高，基部绿带紫红色。单叶互生，叶片倒卵形、椭圆形至披针形，先端尖，渐尖或钝，基部渐窄下延，边缘羽状浅裂或有极疏粗齿，并有糙毛。头状花序，总苞半球形，略带紫色，边花舌状，淡蓝紫色，瘦果扁平倒卵状。

【性味功效】辛、苦，寒。清热解毒，散瘀止血，消积。

【应用】用于治疗感冒发热、咳嗽、急性咽炎、扁桃体炎、流行性腮腺炎、传染性肝炎。

椭圆形，压扁，黑色或黑褐色。

【性味功效】甘、微苦，寒。通结气，利肠胃。

【应用】用于治疗胃肠道疾病。

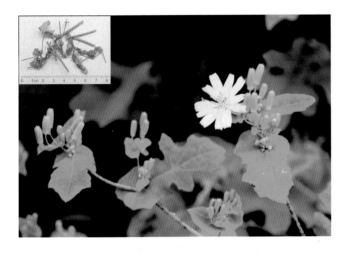

黄瓜菜

【别名】苦荬菜。

【来源】为菊科植物黄瓜菜*Paraixeris denticulata*（Houtt.）Nakai的干燥全草。

【辨认要点】草本。基生叶不分裂。上部及最上部茎叶与中下部茎叶同形，但渐小，边缘大锯齿或重锯齿或全缘，无柄，向基部渐宽，基部耳状扩大抱茎，全部叶两面无毛。头状花序多数，在茎枝顶端排成伞房花序或伞房圆锥状花序。瘦果长

蜂斗菜

【性味功效】苦、辛，凉。消肿，解毒，散瘀。

【应用】用于治疗毒蛇咬伤、痈疖肿毒、跌打损伤；外用适量、捣烂敷患处。

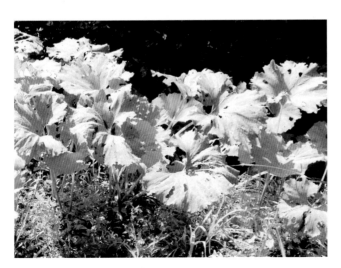

【别名】蜂斗叶、网丝皮、蛇头草。

【来源】为菊科植物蜂斗菜*Petasites japonicas*（Sieb.et Zucc.）Maxim.的干燥全草或根状茎入药。

【辨认要点】多年生草本。根状茎横走。基生叶有长柄，叶片圆肾形，先端有小尖头，基部深心形，叶缘具不整齐牙齿或重锯齿，脉掌状，叶下面略被蛛丝状毛。花于早春先叶开放，雌雄异株，花葶直立，有平行脉。头状花序多数，密集于花葶顶端，总苞片2层，近等长。瘦果无毛，冠毛白色。

千里光

【别名】千里及、九里明、九领光、一扫光。

【来源】为菊科植物千里光Senecio scandens Buch.-Ham.的干燥全草。

【辨认要点】多年生蔓性草本。根状茎粗壮圆柱形，茎圆柱形细长，曲折稍呈"之"字形上升，上部多分枝，有毛，后渐脱落。叶椭圆状三角形或卵状披针形，边缘具不规则缺刻状齿，或呈微波状或几乎全缘，两面均有细软毛。头状花序生于枝端，成圆锥状伞房花丛，花黄色，瘦果。

【性味功效】苦，寒。清热解毒，明目利湿。

【应用】用于治疗痈肿疮毒、感冒发热、目赤肿痛、泄泻痢疾、皮肤湿疹。

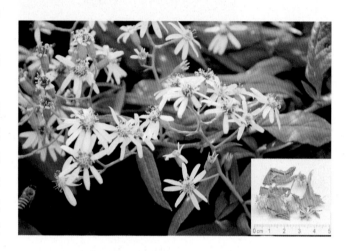

豨莶草

【别名】火莶、猪膏莓、粘糊菜、粘不扎。

【来源】为菊科植物豨莶Siegesbeckia orientalis L.的干燥全草。

【辨认要点】草本，花梗和枝上部都密被短柔毛。叶片阔卵状三角形至披针形，中部的最大，叶片基部常有1~2对浅裂，两面背毛，下面有腺点，边缘有不规则的浅裂或粗齿，基部宽楔形下延成翅柄。头状花序顶生或腋生，总花梗密被长柔毛和腺毛，花黄色，瘦果倒卵形。

【性味】苦，寒，有小毒。祛风湿，利筋骨，降血压。

【应用】用于治疗风湿性关节炎、四肢屈伸不利、四肢麻木、急性黄疸型传染性肝炎、高血压。

一枝黄花

【别名】粘糊菜、破布叶、金柴胡、山厚合、老虎尿。

【来源】为菊科植物一枝黄花*Solidago decurrens* Lour. 的干燥根及全草。

【辨认要点】多年生草本，具粗短的根状茎，根多条，细而弯曲。茎直立，单一。单叶互生，卵形或窄卵形，先端稍尖，基部楔形或宽楔形，边缘具浅锯齿，并有睫毛，两面无毛或脉处稍被毛。头状花序排成窄长圆锥状，总苞钟状，苞片3裂，总苞下面有膜质小型苞片。花黄色，花两性。瘦果。

【性味功效】辛、苦，平，有小毒。疏风清热，解毒消肿。

【应用】用于治疗上呼吸道感染、扁桃体炎、咽喉肿痛、支气管炎、肺炎、肺结核咳血。

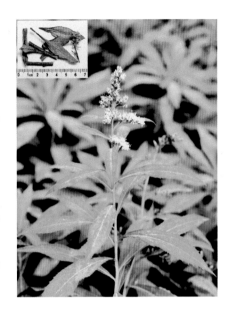

苍耳子

【别名】老苍子、苍子、苍刺头、痴头猛。

【来源】为菊科植物苍耳*Xanthium sibiricum* Patr.et Widd 带总苞的果实。

【辨认要点】一年生草本。茎直立，上部有纵沟，被灰白色糙伏毛。叶三角状卵形或心形，长4~9cm，宽5~10cm，近全缘，或有3~5不明显浅裂，有三基出脉，脉上密被糙伏毛，上面绿色，下面苍白色，被糙伏毛。头状花序几无梗，腋生，顶生或聚生。花单性，雌雄同株。瘦果2，倒卵形。

【性味功效】苦、辛、甘，温，有小毒。发汗通窍，散风祛湿，消炎镇痛。

【应用】苍耳子：感冒头痛、慢性鼻窦炎、疟疾、风湿性关节炎。苍耳草：子宫出血、深部脓肿。

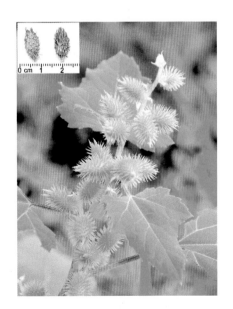

泽泻

【别名】水泻、芒芋、鹄泻、泽芝、天鹅蛋。

【来源】为泽泻科植物东方泽泻 *Alisma orientale*（Sam.）Juzep.的块茎。

【辨认要点】多年生沼泽植物。叶片椭圆形至卵形，两面均光滑无毛，叶脉6~7条。花茎由叶丛中生出，轮生，集成大形的轮生状圆锥花序；小花梗长短不等，伞状排列；苞片披针形至线形，尖锐；萼片3，绿色，花瓣3，白色。瘦果多数，扁平，倒卵形，褐色。

【性味功效】甘、淡，寒。利水渗湿。

【应用】用于治疗小便不利、水肿胀满、泄泻尿少、痰饮眩晕、热淋涩痛；高血脂。

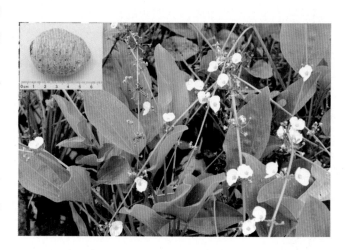

野慈菇

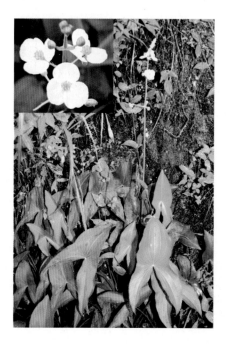

【别名】燕尾草、水慈菇、藕姑、三脚剪、茨菰。

【来源】为泽泻科植物野慈姑 *Sagittaria trifolia* L.的全草。

【辨认要点】多年生水生草本植物。挺水叶箭形，叶片长短、宽窄变异很大，通常顶裂片短于侧裂片，比值约1:1.2~1:1.5，有时侧裂片更长，顶裂片与侧裂片之间缢缩，或否；叶柄基部渐宽，鞘状，边缘膜质，具横脉，或不明显。总状花序，下部雌花具短梗，上部为雄花，具细长的梗；苞片披针形，花瓣较萼片大，白色。果实斜倒卵形，背部腹面均具薄翅。

【性味功效】辛、甘，寒，有小毒。解毒疗疮、清热利胆。

【应用】用于治疗黄疸、瘰疬、蛇咬伤。

天门冬

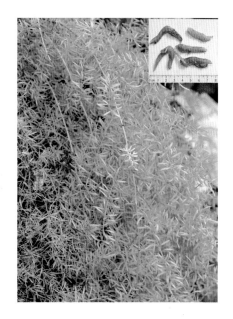

【别名】三百棒、丝冬、老虎尾巴根、天冬草。

【来源】为百合科植物天门冬*Asparagus cochinchinensis*（Lour.）Merr.的块根。

【辨认要点】多年生攀援草本，全株无毛。块根肉质，长椭圆形或纺锤形，灰黄色。分茎枝具棱或狭翅。叶状枝通常3枚成簇，扁平或由于中脉龙骨状而略呈锐三棱形，稍镰刀状。雌雄异株，花淡绿色；雄花花被片6，雄蕊稍短于花被，花丝不贴生于花被片上，花药卵形；雌花与雄花大小相似。浆果球形，成熟时红色。

【性味功效】苦、甘，寒。清热解毒，养阴清热，润燥生津。

【应用】用于治疗燥热咳嗽、阴虚劳嗽、热病伤阴、内热消渴、肠燥便秘、咽喉肿痛。

九龙盘

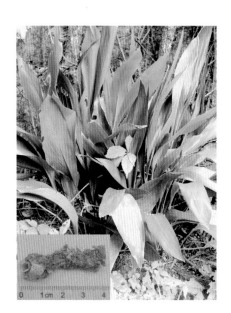

【别名】青蛇莲、蛇莲、接骨丹、盘龙七、地娱蚣。

【来源】为百合科植物九龙盘*Aspidistra lurida* Ker.-Gawl.的根状茎。

【辨认要点】多年生，根状茎圆柱形。叶单生，彼此相距0.5~3.5cm，矩圆状披针形、近椭圆形、披针形，先端渐尖，基部多数近楔形，少数近圆形，两面绿色，有时多少具黄白色斑点；叶柄明显。花被近钟状，雄蕊6~8枚，花丝不明显。果球形。

【性味功效】微苦，平。健胃止痛，续骨生肌。

【应用】用于治疗小儿消化不良、胃及十二指肠溃疡。

宝铎草

【别名】淡竹花。

【来源】为百合科植物宝铎草 *Disporum sessile* D.Don的根状茎。

【辨认要点】根状茎肉质。茎直立，具叉状分枝。叶薄纸质，矩圆形、卵形、椭圆形至披针形，下面色浅，有短柄或近无柄。花黄色、绿黄色或白色，1~3朵着生于分枝顶端；花被片倒卵状披针形；雄蕊内藏。浆果椭圆形或球形，具3颗种子。

【性味功效】甘，寒。益气补神，润肺止咳。

【应用】用于治疗脾胃虚弱、食欲不振、泄泻、肺气不足、气短、喘咳、自汗、津伤口渴、慢性肝炎、病后或慢性病身体虚弱、小儿消化不良等症。

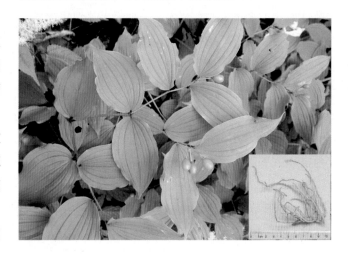

萱草

【别名】金针草、黄花菜、忘忧草、鹿箭。

【来源】为百合科植物萱草 *Henerocallis fulva* L.的全草。

【辨认要点】多年生宿根草本。具短根状茎和粗壮的纺锤形肉质根。叶基生、宽线形、对排成两列，背面有龙骨突起，嫩绿色。花葶细长坚挺，呈顶生聚伞花序。初夏开花，花大，漏斗形，花被裂片长圆形，下部合成花被筒，上部开展而反卷，边缘波状，橘红色。蒴果。

【性味功效】平，甘。清热利湿、凉血止血、消肿止痛。

【应用】用于治疗黄疸、水肿、淋证、小便不利、衄血、便血。

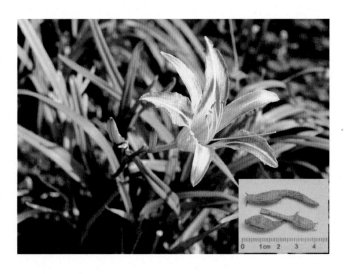

紫萼

【别名】河白菜、东北玉簪、剑叶玉簪。

【来源】为百合科植物紫萼*Hosta ventricosa*（Salisb.）Stearn的花。

【辨认要点】多年生草本。叶面亮绿色，卵形或菱状卵形，基部楔形或浅心形，中肋和侧脉在上表面下凹，背面隆起，侧脉6~8对，弧形。苞片淡绿色，基部半抱茎。花梗青紫色，花被淡青紫色，花被管下部筒状，花丝白色；子房上位，花柱白色，顶部具3条浅槽，有乳凸。蒴果黄绿色。

【性味功效】甘微苦，温平。理气、和血、补虚。

【应用】用于治疗遗精、吐血、妇女虚弱、带下病。

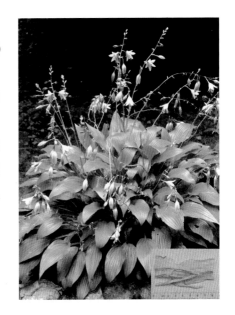

野百合

【性味功效】甘，寒。清热，利湿，解毒。

【应用】用于治疗治痢疾、疮疖、小儿疳积。

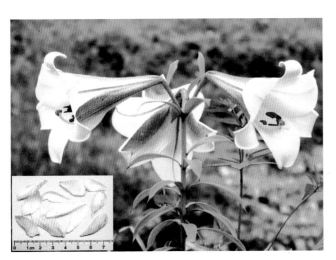

【别名】喇叭筒、白百合、老鸦蒜、野蒜花。

【来源】为百合科植物野百合*Lilium brownii* F.E.Brown ex Miellez的鳞茎。

【辨认要点】鳞茎球形，直径2~4.5cm，白色。叶散生，向上渐小，披针形、窄披针形至条形。花单生或几朵排成近伞形，喇叭形，有香气，乳白色，外面稍带紫色；雄蕊向上弯，花丝中部以下密被柔毛。蒴果矩圆形，有棱，具多数种子。

阔叶山麦冬

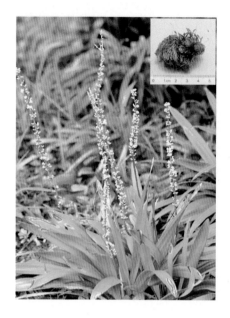

【别名】阔叶麦冬。

【来源】为百合科植物阔叶山麦冬*Liriope platyphylla* Wang et Tang.的块根。

【辨认要点】多年生草本，根细长，有时局部膨大成纺锤形的小块根，肉质。根状茎短，木质。叶密集成丛，革质，先端急尖或钝，基部渐狭。花葶通常长于叶，具多数花簇生于苞片腋内，苞片小，刚毛状；花被片矩圆形或矩圆状披针形，紫色。果球形，初期绿色，成熟后变黑紫色。

【性味功效】甘，平、寒。补肺养阴，养胃生津。

【应用】治肺阴虚、胃阴虚证。

麦冬

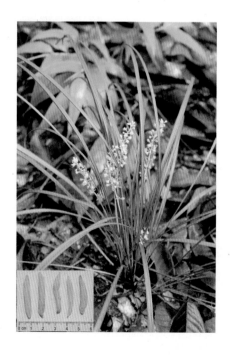

【别名】麦门冬、不死草、禹馀粮、沿阶草。

【来源】为百合科植物麦冬*Ophiopogon japonicas*（L.f.）Ker.-Gawl.的块根。

【辨认要点】多年生草本。根较粗，中间或近末端常膨大成椭圆形或纺锤形的小块根，长1~1.5cm。叶丛生，禾叶状，少数更长些。总状花序，每1~2朵生于苞片腋内，下垂；花被片6，白色或淡紫色；雄蕊6，花丝极短。果实浆果状。

【性味功效】甘、微苦，寒。生津解渴、润肺止咳。

【应用】治疗肺燥干咳、虚唠咳嗽、心烦失眠、肠燥便秘。

【性味功效】苦，微寒，有小毒。清热解毒，消肿止痛，凉肝定惊。

【应用】常用于疔疮痈肿、咽喉肿痛、蛇虫咬伤、跌扑伤痛、惊风抽搐。

七叶一枝花

【别名】草河车、蚤休、独角莲。

【来源】为百合科植物华重楼*Paris polyphylla* var.*chinensis*（Franch.）Hara的干燥根茎。

【辨认要点】多年生草本。茎直立。叶轮生于茎顶，叶（5）7~10枚，矩圆形、椭圆形或倒卵状披针形。花梗从茎顶抽出，通常比叶长，顶生一花，萼片叶状（3）4~6枚，狭卵状披针形，绿色；花被片细线形，黄色或黄绿色。蒴果球形，种子有红色肉质假种皮。

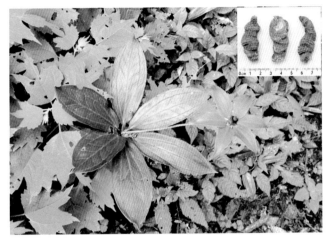

【性味功效】甘，平。补气养阴，健脾，润肺，益肾。

【应用】用于治疗脾虚胃弱、体倦乏力、口干食少、肺虚燥咳、精血不足、内热消渴。

多花黄精

【别名】南黄精、山姜、野生姜、姜形黄精。

【来源】为百合科植物多花黄精*Polygonatum cyrtonema* Hua的根茎。

【辨认要点】多年生草本，根状茎肥厚，通常连珠状或结节成块，少有近圆柱形，直径1~2cm。叶互生，椭圆形、卵状披针形至矩圆状披针形，少有稍作镰状弯曲；苞片微小，位于花梗中部以下，或不存在；花被黄绿色，具乳头状突起至具短绵毛。浆果黑色。

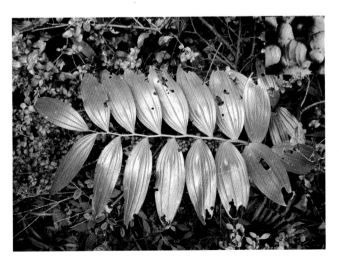

玉竹

【别名】萎、地管子、尾参、铃铛菜、葳蕤。

【来源】为百合科植物玉竹 *Polygonatum odoratum*（Mill.）Druce 的干燥根茎。

【辨认要点】多年生草本。茎单一，叶互生，无柄；叶片椭圆形至卵状长圆形，基部楔形，上面绿色，下面灰色；叶脉隆起，平滑或具乳头状突起。花腋生，通常1~3朵簇生，无苞片或有线状披针形苞片；花被筒状，黄绿色至白色，裂片卵圆形，常带绿色；雄蕊6。浆果球形，熟时蓝黑色。

【性味功效】甘、平。养阴润燥，生津止渴。

【应用】用于治疗肺胃阴伤、燥热咳嗽、咽干口渴、内热消渴。

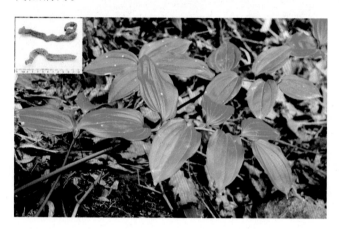

吉祥草

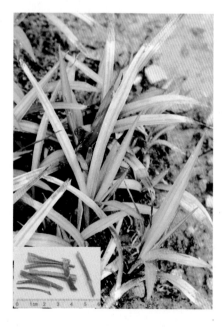

【别名】洋吉祥草、解晕草、小叶万年青、松寿兰、竹根七。

【来源】为百合科植物吉祥草 *Reineckia carnea*（Andr.）Kunth.的干燥全草。

【辨认要点】茎粗2~3mm，蔓延于地面，逐年向前延长或发出新枝。叶每簇有3~8枚，条形至披针形，先端渐尖，向下渐狭成柄，深绿色。穗状花序，上部的花有时仅具雄蕊；花芳香，粉红色；子房长3mm，花柱丝状。浆果，熟时鲜红色。

【性味功效】苦，平。润肺止咳、固肾、接骨。

【应用】治疗肺热咳嗽、吐血、衄血、便血、跌打损伤、疮毒、赤眼、疳积。

万年青

【性味功效】苦、微甘，寒，有小毒。清热解毒，强心利尿，凉血止血。

【应用】用于治疗咽喉肿痛、白喉、疮疡肿毒、蛇虫咬伤、心力衰竭、水肿臌胀、咯血、吐血、崩漏。

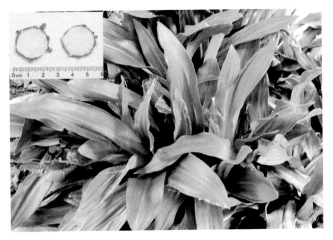

【别名】白河车、斩蛇剑、冬不调草、铁扁担、九节连。

【来源】为百合科植物万年青Rohdea japonica（Thunb.）Roth. 的干燥根茎。

【辨认要点】多年生常绿草本。叶基生，叶片长圆形、披针形或倒披针形，绿色，厚纸质，纵脉明显突出；鞘叶披针形。花葶短于叶；苞片卵形，膜质，短于花；花被合生，球状钟形，厚肉质，淡黄色或褐色；子房球形，花柱不明显，柱头3裂。浆果，熟时红色。

菝葜

果熟时红色，有粉霜。

【性味功效】甘、酸，平。祛风利湿、解毒消肿。

【应用】用于治疗风湿关节痛、跌打损伤、胃肠炎、痢疾、消化不良、糖尿病、乳糜尿、白带、癌症。

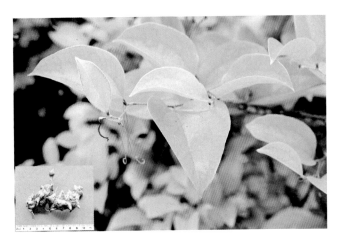

【别名】金刚刺、金刚藤、乌鱼刺、铁菱角、马加勒。

【来源】为百合科植物菝葜Smilax chinax L.的干燥根茎。

【辨认要点】多年生藤本落叶攀附植物。叶薄革质或坚纸质，圆形、卵形或其他形状，下面通常淡绿色，较少苍白色。伞形花序生于叶尚幼嫩的小枝上，具十几朵或更多的花，常呈球形，花绿黄色，雄花中花药比花丝稍宽，常弯曲；雌花与雄花大小相似，有6枚退化雄蕊。浆

土茯苓

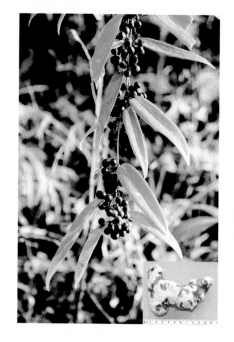

【别名】光叶菝葜、硬饭头、红土苓、禹余粮。

【来源】为百合科植物土茯苓*Smilax glabra* Roxb.的干燥根茎

【辨认要点】多年生常绿攀缘状灌木。茎光滑，无刺。叶片薄革质，狭椭圆状披针形至狭卵状披针形，下面通常淡绿色。在总花梗与叶柄之间有1芽，花绿白色，六棱状球形；雄花外花被片近扁圆形，背面中央具纵槽，边缘有不规则的齿。浆果，熟时黑色，具粉霜。

【性味功效】甘、淡，平。解毒，除湿，通利关节。

【应用】用于治疗梅毒及汞中毒所致的肢体拘挛、筋骨疼痛；湿热淋浊、带下、痈肿、瘰疬、疥癣。

牛尾菜

【别名】马尾伸根、鲤鱼须、马虎铃铛、心叶菝葜。

【来源】为百合科植物牛尾菜*Smilax riparia* A.DC.的根及根茎。

【辨认要点】多年生草质藤本。叶互生，卵状披针形至披针状长椭圆形，先端尖或渐尖，基部截形至圆形，基出脉3~5，脉间网状，上面光泽，下面淡粉色；叶柄基部具线状卷须1对。花单性，雌雄异株；伞形花序腋生，苞片披针形；花淡黄绿色，雄花花被6，裂片披针形，雌花较雄花为小。浆果成熟时紫黑色。

【性味功效】甘、微苦，平。祛风湿，通经络，祛痰止咳。

【应用】用于治疗风湿痹证、劳伤腰痛、跌打损伤、咳嗽气喘。

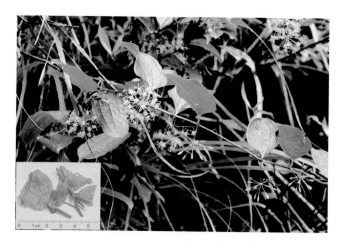

藜芦

【别名】天目藜芦，闽浙藜芦。

【来源】为百合科植物牯岭藜芦*Veratrum schindleri* Loes.f的根及根茎。

【辨认要点】多年生草本。基部具棕褐色带网眼的纤维网。叶在茎下部的宽椭圆形，有时狭矩圆形。圆锥花序长而扩展，具多数近等长的侧生总状花序；总轴和枝轴生灰白色绵状毛，花被片伸展或反折，淡黄绿色、绿白色或褐色，近椭圆形或倒卵状椭圆形，子房卵状矩圆形。蒴果直立。

【性味功效】苦、辛，寒，有毒。涌吐风痰，杀虫。

【应用】常用于中风痰壅、癫痫、疟疾、疥癣、恶疮。

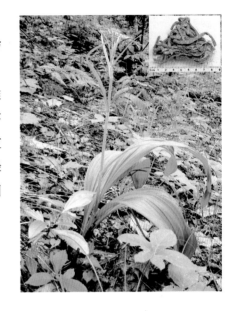

石蒜

位，3室。

【性味功效】辛、甘，温，有毒。消肿，杀虫。

【应用】外用治淋巴结结核、疔疮疖肿、风湿关节痛、蛇咬伤、水肿、灭蛆、灭鼠。

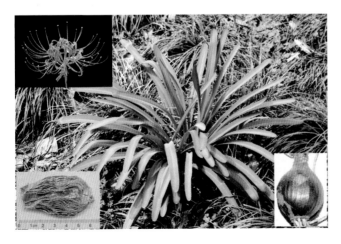

【别名】蟑螂花、老鸦蒜、龙爪花、乌蒜、蒜头草。

【来源】为石蒜科植物石蒜*Lycoris radiata* Herb.的鳞茎。

【辨认要点】多年生草本。须根丛生，地下鳞茎肥厚，外被紫赤色薄膜，内为肉白色，形似蒜头。叶基生，肉质，青绿色带有白粉。伞形花序顶生，其下部苞片干膜质，披针形，花鲜红色；花被管极短，上部6裂，裂片窄长，有皱纹，向外反卷。雄蕊6个，雌蕊1枚，子房下

黄药子

【别名】香芋、黄药子、零余薯、黄金山药、金线吊虾蟆。

【来源】为薯蓣科植物黄独*Dioscorea bulbifera* L.的块茎。

【辨认要点】多年生缠绕草质藤本。块茎卵圆形。茎圆柱形，浅绿色稍带红紫色，光滑无刺，但有棱线；叶腋常有黄褐色珠芽。单叶互生，宽卵状心形或卵状心形，顶端尾状渐尖，边缘全缘或微波状。穗状花序，雌雄异株，花被片鲜时紫色。蒴果长圆形，有三翅。种子深褐色，扁卵形。

【性味功效】苦、辛，凉，有小毒。解毒消肿，化痰散结，凉血止血。

【应用】用于治疗甲状腺肿大、淋巴结结核、咽喉肿痛、吐血、咯血、百日咳、癌肿；外用治疮疖。

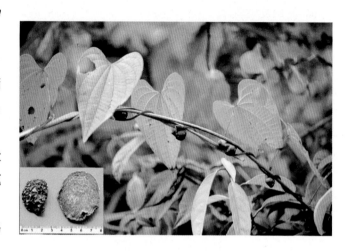

薯蓣

【别名】山药、玉延、山芋、山薯、野薯。

【来源】为薯蓣科植物薯蓣*Dioscorea opposita* Thunb.的块茎。

【辨认要点】缠绕草质藤本。块茎长圆柱形，垂直生长，断面干时白色。单叶，下部互生，中部以上对生，卵状三角形至宽卵形或戟形，顶端渐尖，基部心形，边缘常3浅裂至3深裂。穗状花序，雌雄异株，花乳白色。蒴果不反折，三棱状扁圆形或三棱状圆形，外面有白粉。种子有膜质翅。

【性味功效】甘、温，平。补脾养胃，生津益肺，补肾涩精。

【应用】用于治疗脾虚食少、久泻不止、肺虚喘咳、肾虚遗精、带下、尿频、虚热消渴等。

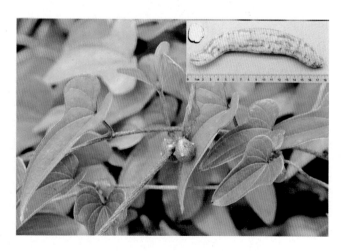

射干

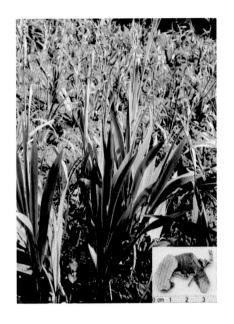

【别名】乌扇、乌蒲、夜干、乌吹、草姜。

【来源】为鸢尾科植物射干*Belamcanda chinensis*（L.）DC.的根茎。

【辨认要点】多年生草本，根茎鲜黄色。叶扁平，嵌叠状广剑形，常带白粉，先端渐尖，基部抱茎，叶脉平行。总状花序顶生，花梗基部具膜质苞片，苞片卵形至卵状披针形。花被片椭圆形，花瓣橘黄色而具有暗红色斑点。蒴果椭圆形，具3棱，成熟时3瓣裂。种子黑色，近球形。

【性味功效】苦，寒。清热解毒，利咽，化痰，散热消结。

【应用】用于治疗喉痹咽痛、咳逆上气、痰涎壅盛、瘰疬结核、疝母、妇女经闭、痈肿疮毒等。

灯心草

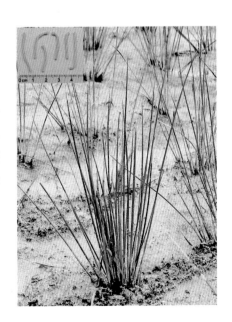

【别名】灯芯草、蔺草、龙须草、野席草、马棕根。

【来源】为灯心草科植物灯心草*Juncus effusus* L.的茎髓。

【辨认要点】多年生草本。地下茎短，匍匐性。茎丛生，直立，圆柱型，淡绿色，具纵条纹，茎内充满白色的髓心。叶全部为低出叶，呈鞘状或鳞片状，包围在茎的基部，基部红褐至黑褐色，叶片退化为刺芒状。聚伞花序假侧生，含多花，排列紧密或疏散。蒴果长圆形，黄褐色。

【性味功效】甘、淡，微寒。利水通淋，清心降火。

【应用】用于治疗淋病、水肿、小便不利、心烦不寐、小儿夜啼、喉痹、口舌生疮、创伤等。

野灯心草

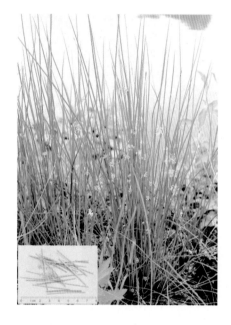

【别名】秧草。

【来源】为灯心草科植物野灯心草*Juncus setchuensis* Buchen的茎髓。

【辨认要点】多年生草本。根状茎短而横走。茎丛生，直立，圆柱型，淡绿色，具纵条纹，茎内充满白色的髓心。叶为低出叶，呈鞘状或鳞片状，茎的基部红褐色至棕褐色，叶片为刺芒状。聚伞花序假侧生，花淡绿色，总苞片生于顶端，小苞片2枚，三角状卵形。蒴果通常卵形，黄褐色。

【性味功效】甘，寒。利尿通淋，泄热安神。

【应用】用于治疗小便不利、热淋、水肿、小便涩痛、心烦失眠、鼻衄、目赤、齿痛、血崩等。

鸭跖草

【别名】碧竹子、翠蝴蝶、淡竹叶。

【来源】为鸭跖草科植物鸭跖草*Commelina communis* L.的全草。

【辨认要点】一年生草本。茎匍匐生根，下部无毛，上部被短毛。老茎略呈方形，表面光滑，具数条纵棱。节膨大，基部节上常有须根。叶披针形至卵状披针形，互生，全缘，基部下延成膜质鞘，抱茎。聚伞花序，总苞心状卵形，折合状，边缘不相连。花多脱落，萼片膜质，花瓣蓝黑色。

【性味功效】甘，淡。消肿利尿，清热解毒。

【应用】用于治疗麦粒肿、咽炎、扁桃腺炎、宫颈糜烂、腹蛇咬伤、流行性腮腺炎并发脑膜脑炎等。

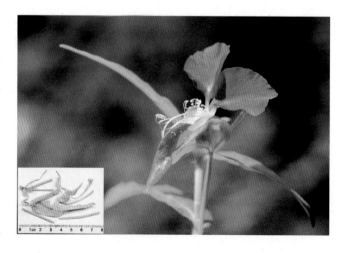

裸花水竹叶

【别名】山韭菜、竹叶草地韭菜、红毛草、天芒针。

【来源】为鸭跖草科植物裸花水竹叶*Murdannia nudiflora*（L.）Brenan的全草。

【辨认要点】多年生草本。茎丛生，横卧，肉质，节处生不定根，节部明显，节间微带紫色，分枝多。叶互生，线状披针形，上面深绿色，下面两侧有时具紫色斑点，全缘，边缘紫红色。具叶鞘，抱茎节，鲜紫红色，边缘有刚毛。总状形聚伞花序，花瓣蓝紫色。果实每室有种子2粒。

【性味功效】甘、淡，平。清热解毒，止咳止血。

【应用】用于治疗肺热咳嗽、吐血、乳痈、肺痈、无名肿毒等。全草和烧酒捣烂、外敷可治蛇疮。

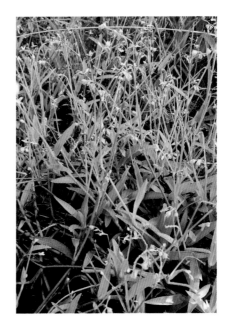

杜若

【别名】地藕、竹叶莲、山竹壳菜。

【来源】为鸭跖草科植物杜若*Pollia japonica* Thunb.的根状茎或全草。

【辨认要点】多年生草本，细长横走根茎。叶常聚集于茎顶，顶端渐尖，基部渐狭，暗绿色，表面粗糙，背面有细毛，无柄或基部渐狭而成带翅的叶柄。顶生圆锥花序常由轮生的聚伞花序组成，梗有白色细毛，花柄有1膜质披针形的苞片，花红色。果圆球形，成熟时暗蓝色。

【性味功效】辛，微温。理气止痛，疏风消肿。

【应用】用于治疗气滞作痛、肌肤肿痛、胃痛、淋证；外用于蛇虫咬伤、痈疔疮、脱肛等。

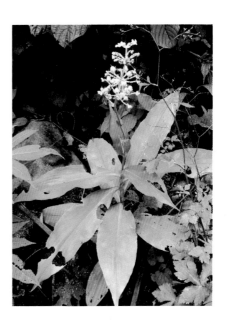

谷精草

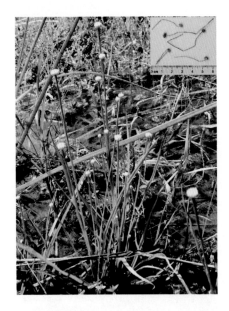

【别名】文星草、谷精珠、珍珠草、佛顶珠。

【来源】为谷精草科植物谷精草*Eriocaulon buergerianum* Koern.的带花茎的花序。

【辨认要点】一年生草本。须根细软稠密，叶基生，长披针状条形。头状花序呈半球形，底部有苞片层层紧密排列，苞片淡黄绿色，上部边缘密生白色短毛，花序顶部灰白色。花茎纤细，长短不一，淡黄绿色，有光泽，稍扭曲，有棱线数条。蒴果3裂。

【性味功效】辛、甘，凉。疏散风热，明目退翳。

【应用】用于治疗夜盲症、目翳、风热头痛、齿痛、喉痹、鼻衄等。

野燕麦

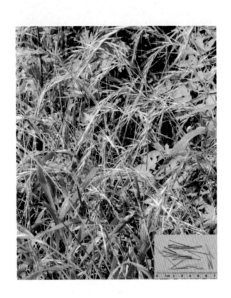

【别名】乌麦、铃铛麦、燕麦草。

【来源】为禾本科植物野燕麦*Avena fatua* L.的干燥果实。

【辨认要点】一年生草本。须根较坚韧。秆直立。叶鞘松弛，叶舌透明膜质，叶片扁平。圆锥花序开展，金字塔形，小穗轴密生淡棕色或白色硬毛，颖草质。颖果被淡棕色柔毛，腹面具纵沟。

【性味功效】甘，温。补虚，敛汗，止血。

【应用】用于治疗自汗、盗汗、虚汗不止、吐血、崩漏等。

薏苡仁

【别名】药玉米、水玉米、晚念珠、六谷迷、苡米。

【来源】为禾本科植物薏苡*Coix lacryma-jobi* L.的种仁。

【辨认要点】一年生草本。须根黄白色，海绵质。秆直立丛生，多节。叶鞘抱茎，叶舌干膜质，叶片扁平宽大。总状花序腋生成束，雌小穗位于花序下部，外面包以骨质念珠状总苞，总苞卵圆形，珐琅质，坚硬有光泽，雄小穗位于花序上部。

【性味功效】甘、淡，微寒。健脾利湿，清热排脓，舒筋除痹，美容养颜。

【应用】用于治疗水肿、脚气、小便淋沥、湿温病、泄泻带下、风湿痹痛、筋脉拘挛、肺痈、肠痈、扁平疣等。

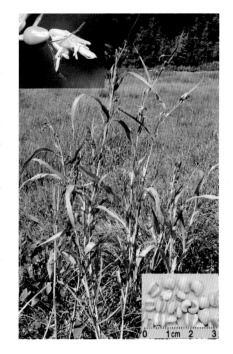

白茅根

【别名】茅针、丝茅草、茅草、兰根。

【来源】为禾本科植物白茅*Imperata cylindrical* var. *major*（Nees）C.E.Hubb.的根状茎。

【辨认要点】多年生草本，根茎白色，匍匐横走，密被鳞片。秆丛生，直立。叶线形，叶鞘褐色。圆锥花序紧缩成穗状，顶生，圆筒状，小穗披针形或长圆形，成对排列在花序轴上。颖果椭圆形，成熟的果序被白色长柔毛。

【性味功效】甘，凉。凉血止血，清热利尿。

【应用】用于治疗吐血、衄血、尿血、小便不利、小便热。

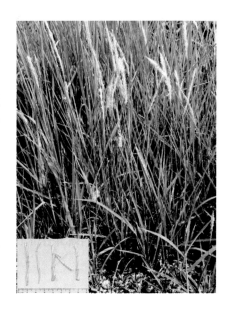

淡竹叶

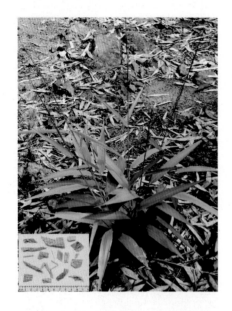

【别名】竹叶、碎骨子、山鸡米、迷身草、竹叶卷心。

【来源】为禾本科植物淡竹叶*Lophatherum gracile* Brongn的嫩茎叶。

【辨认要点】多年生草本，具木质根头。须根中部膨大呈纺锤形小块根。秆直立，疏丛生，具5~6节。叶鞘平滑或外侧边缘具纤毛；叶舌质硬，褐色，背有糙毛；叶片披针形，具横脉，有时被柔毛或疣基小刺毛，基部收窄成柄状。

【性味功效】甘、淡，寒。清热除烦，利尿通淋。

【应用】用于治疗尿血、治热淋、利小便、清心火等。

芦苇

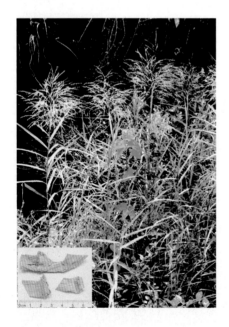

【别名】苇、芦、芦芛、蒹葭。

【来源】为禾本科植物芦苇*Phragmites communis* Trin. 的根茎。

【辨认要点】多年生草本，根状茎发达。秆直立，高1~3（8）m，直径1~4cm，具20多节。叶片披针状线形，无毛，顶端长渐尖成丝形，，长30cm，宽2cm，叶舌边缘密生短纤毛。圆锥花序大型，分枝多数，着生稠密下垂的小穗。

【性味功效】甘，寒。清热泻火，生津止渴，除烦，止呕，利尿。

【应用】用于治疗热病烦渴、肺热咳嗽、肺痈吐脓、热淋涩痛。

毛竹

【别名】楠竹、茅竹、南竹、猫竹、唐竹。

【来源】为禾本科植物毛竹*Phyllostachys hetrocycla* cv. *pubescens* Mazel.的叶。

【辨认要点】幼竿密被细柔毛及厚白粉，老竿无毛。箨鞘背面黄褐色，具黑褐色斑点及密生棕色刺毛；箨耳微小，繸毛发达；箨舌宽短，边缘具粗长纤毛；箨片较短，长三角形至披针形。末级小枝2~4叶，叶舌隆起，叶片较小较薄，披针形，下表面在沿中脉基部柔毛。花枝穗状，小穗仅有1朵小花。颖果长椭圆形。

【性味功效】甘，寒。清热解毒。

【应用】用于治疗降血脂和血胆固醇、抗菌、消炎、抗病毒等。

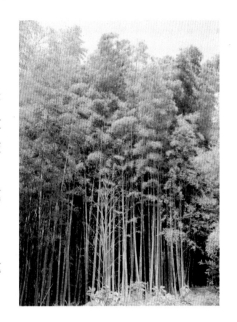

棕榈

【别名】唐棕、拼棕、中国扇棕。

【来源】为棕榈科植物棕榈*Trachycarpus fortunei* Wendl.的花、果、棕根及叶基棕板。

【辨认要点】乔木状，树干圆柱形。残存有老叶柄及网状纤维。叶片呈3/4圆形或者近圆形，深裂成30~50片具皱折的线状剑形的裂片，叶柄长75~80cm或甚至更长，两侧具细圆齿，顶端有明显的戟突。雌雄异株，圆锥状肉穗花序腋生，花小而黄色。核果肾状球形，蓝褐色，被白粉。

【性味功效】甘，寒。清热解毒，疏散风热。

【应用】用于治疗金疮、疥癣、带崩、便血、痢疾等。

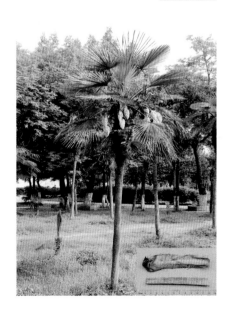

菖蒲

【别名】泥菖蒲、臭菖蒲、白菖蒲、剑菖蒲。

【来源】为天南星科植物菖蒲*Acorus calamus* L.的干燥的根茎。

【辨认要点】多年生草本植物。根茎横走，稍扁，分枝，具毛发状须根，叶基生，叶片绿色，向上渐狭，至叶长1/3处渐行消失、脱落。叶片剑状线形，基部宽、对褶，中部以上渐狭，中肋在两面均明显隆起，侧脉3~5对，平行，纤弱，大都伸延至叶尖。

【性味功效】苦、辛，温。化痰，开窍，健脾，利湿。

【应用】用于治疗癫痫、惊悸健忘、神志不清、湿滞痞胀、泄泻痢疾、风湿疼痛、痈肿疥疮。

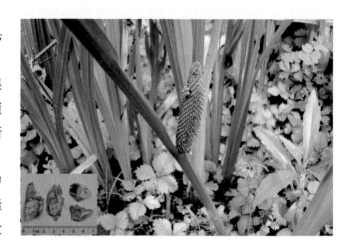

石菖蒲

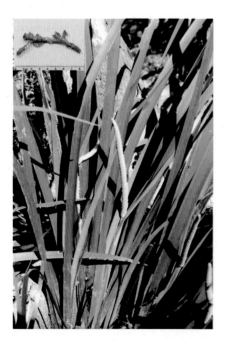

【别名】山菖蒲、金钱蒲、水剑草、香菖蒲。

【来源】为天南星科植物石菖蒲*Acorus tatarinowii* Schote的干燥根茎。

【辨认要点】多年生草本植物。根茎芳香，外部淡褐色，根肉质，具多数须根，根茎上部分枝甚密，植株因而成丛生状。叶无柄，叶片薄，基部两侧膜质叶鞘宽可达5mm，上延几达叶片中部，渐狭；叶片暗绿色，基部对折，中部以上平展，先端渐狭，无中肋，平行脉多数，稍隆起。

【性味功效】辛、苦，温。化湿开胃，开窍豁痰，醒神益智。

【应用】用于治疗痰蒙清窍、神昏癫痫、健忘失眠、耳鸣耳聋、脘痞不饥。

磨芋

【别名】蒟蒻、花杆南星、鬼芋、花梗莲、虎掌。

【来源】为天南星科植物磨芋Amorphophallus rivieri Durieu的块茎。

【辨认要点】块茎扁球形，直径7.5~25cm。叶柄长45~150 cm，基部粗3~5cm，黄绿色，光滑，有绿褐色或白色斑块。叶片绿色，3裂，I次裂片具长50cm的柄，II次裂片二回羽状分裂或二回二歧分裂。佛焰苞漏斗形，基部席卷，苍绿色，杂以暗绿色斑块。肉穗花序比佛焰苞长1倍。浆果球形或扁球形，成熟时黄绿色。

【性味功效】辛，寒，有毒。活血化瘀，解毒消肿，宽肠通便，化痰软坚。

【应用】用于治疗降血压、降血糖、瘰疬痰核、损伤瘀肿、便秘腹痛、咽喉肿痛。

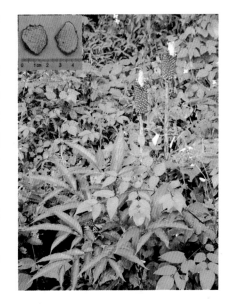

一把伞南星

【别名】天南星、狗爪半夏、蛇包谷、独角莲。

【来源】为天南星科植物一把伞南星Arisaema erubescens (Wall.) Schott.的干燥块茎

【辨认要点】块茎扁球形，直径可达6cm，表皮黄色，有时淡红紫色。鳞叶绿白色、粉红色、有紫褐色斑纹。叶片放射状分裂，裂片无定数；幼株少则3~4枚，多至20枚，常1枚上举，其余放射状平展，披针形、长圆形至椭圆形，无柄，长渐尖，具线形长尾或否。

【性味功效】辛、苦，温，有毒。燥湿化痰，祛风止痉，散结消肿。

【应用】用于治疗顽痰咳嗽、风痰眩晕、中风后遗症、癫痫、破伤风。

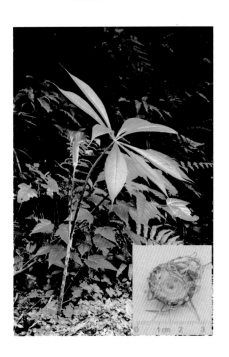

天南星

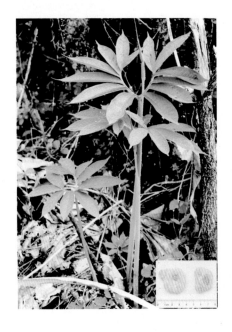

【别名】母子半夏、虎掌半夏。

【来源】为天南星科植物天南星*Arisaema heterophyllum* Bl.的干燥块茎。

【辨认要点】多年生宿根草本。块茎扁球形，直径2~4cm。叶常单1，叶片鸟趾状，裂片13~19，长长圆状倒卵形，顶端骤狭渐尖，基部楔形，过全缘，中央裂片最小。花柄从叶鞘中抽出；佛焰苞绿色，下部管状，上部下弯近成盔状。

【性味功效】辛、苦，温，有毒。燥湿化痰，祛风止痉，散结消肿。

【应用】用于治疗中风痰壅、口眼歪斜、半身不遂、癫痫、破伤风；外用消痈肿。

灯台莲

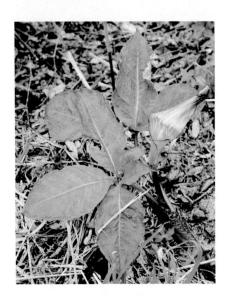

【别名】蛇根头、老蛇包谷、粗齿灯台莲。

【来源】为天南星科植物灯台莲*Arisaema sikokianum* var.*serratum*（Makino）Hand.-Mazt的干燥块茎。

【辨认要点】多年生草本。块茎扁球形，直径2~3cm。鳞叶内面的披针形膜质；叶片鸟足状5裂，裂片卵形、卵状长圆形或长圆形，边缘具不规则的粗锯齿至细的啮状锯齿，中裂片具长柄，侧裂片与中裂片近相等，具短柄或否；外侧裂片无柄，不等侧，内侧基部楔形，外侧圆形或耳状。

【性味功效】苦、辛，温，有毒。燥湿化痰，熄风止痉，消肿止痛

【应用】用于治疗痰湿咳嗽、风痰眩晕、癫痫、中风、口眼歪斜、破伤风、痈肿、毒蛇咬伤。

滴水珠

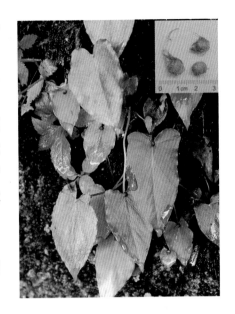

【别名】水半夏、深山半夏、石半夏、独叶一枝花、一粒珠。

【来源】为天南星科植物滴水珠*Pinellia cordata* N.E. Brown的块茎。

【辨认要点】多年生草本。块茎球形、卵球形至长圆形，表面密生多数须根。常紫色或绿色带紫斑，几无鞘，下部及顶头各有珠芽1枚；佛焰苞绿色，淡黄带紫色或青紫色，檐部椭圆形，肉穗花序，浆果长圆状卵形。

【性味功效】辛，温。解毒消肿，散瘀止痛。

【应用】用于治疗毒蛇咬伤、乳痈、肿毒、头痛、胃痛、腰痛、跌打损伤。

半夏

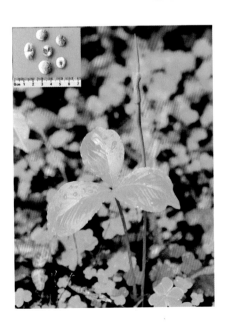

【别名】三叶半夏、三步跳、麻芋果、田里心、野半夏。

【来源】为天南星科植物半夏*Pinellia ternate*（Thunb.）Breit.的干燥块茎。

【辨认要点】块茎圆球形，具须根。叶柄具鞘，鞘内、鞘部以上或叶片基部（叶柄顶头）有直径3~5mm的珠芽。幼叶卵状心形至戟形，老叶3全裂，长圆状椭圆形或披针形。佛焰苞绿色或绿白色，管部狭圆柱形，浆果卵圆形，黄绿色，先端渐狭为明显的花柱。

【性味功效】辛，温。燥湿化痰，降逆止呕，消痞散结。

【应用】用于治疗湿痰寒痰、痰厥头痛、呕吐反胃、胸脘痞闷、梅核气。

浮萍

【别名】青萍、田萍、浮萍草、水浮萍。

【来源】为浮萍科植物浮萍*Lemna minor* L.的干燥全草。

【辨认要点】叶状体对称，表面绿色，背面浅黄色或绿白色或常为紫色，近圆形，倒卵形或倒卵状椭圆形，全缘，上面稍凸起或沿中线隆起，背面垂生丝状根1条，根白色，长3~4cm，根冠钝头，根鞘无翅。

【性味功效】味辛，性寒。宣散风热，透疹，利尿。

【应用】用于治疗麻疹不透、风疹瘙痒、水肿尿少。

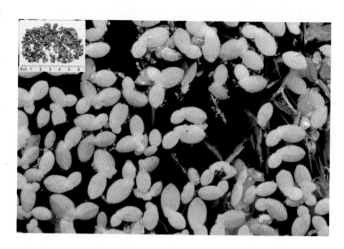

紫萍

【别名】水萍、浮瓜叶、浮飘草。

【来源】为浮萍科植物紫萍*Spirodela polyrrhiza*（L.）Schleid.的干燥全草。

【辨认要点】水生草本，漂浮水面。叶状体倒卵状圆形，长4~11mm单生或2~5个簇生，扁平，表面绿色，背面紫色，具掌状脉5~11条，下面着生5~11条细根。花单性，雌花1与雄花2同生于袋状的佛焰苞内；雄花，花药2室；雌花子房1室，具2个直立胚珠。果实圆形，有翅缘。

【性味功效】辛，寒。发汗，祛风，利尿，消肿。

【应用】用于治疗疹发不透、风疹瘙痒、水肿癃闭、水火烫伤、疥癣疮毒、子宫脱垂。

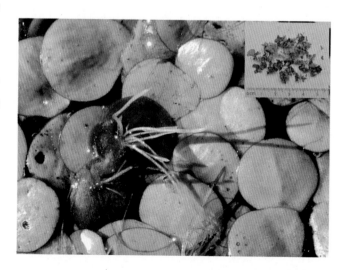

香蒲

【别名】东方香蒲。

【来源】为香蒲科植物香蒲*Typha orientalis* Presl.干燥花粉。

【辨认要点】多年生水生或沼生草本植物，根状茎乳白色，地上茎粗壮，向上渐细，叶片条形，叶鞘抱茎，雌雄花序紧密连接，果皮具长形褐色斑点。种子褐色，微弯。

【性味功效】甘，平。活血化淤、止血镇痛、通淋。

【应用】用于治疗吐血、衄血、咯血、崩漏、外伤出血、经闭通经、跌扑肿痛、血淋涩痛。

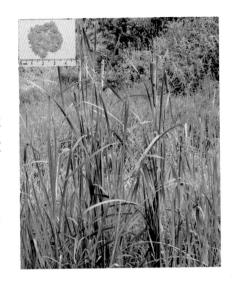

水蜈蚣

鞘呈干膜质。

【性味功效】辛，温。散风，除陈寒，止咳嗽。

【应用】用于治疗感冒风寒、寒热头痛、筋骨疼痛、咳嗽、疟疾。

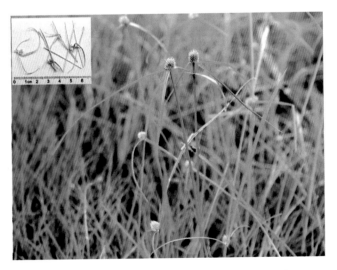

【别名】三荚草、金钮草、散寒草、姜芽草、寒筋草。

【来源】为莎草科植物水蜈蚣*Kyllinga brevifolia* Rottb.的全草。

【辨认要点】多年生草本，丛生。全株光滑无毛，鲜时有如菖蒲的香气。根状茎柔弱，葡匐平卧于地下；形似蜈蚣，节多数，节下生须根多数，每节上有一小苗。秆成列散生，纤弱，扁三棱形，平滑。叶窄线形，基部鞘状抱茎，最下2个叶

香附

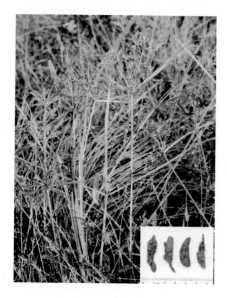

【别名】莎草、雷公头。

【来源】为莎草科植物香附子*Cyperus rotundus* L.的干燥根茎。

【辨认要点】具椭圆形块茎。茎三棱形，平滑。叶较多，平张；鞘棕色，常裂成纤维状。叶状苞片2~3枚，常长于花序，或有时短于花序；穗状花序轮廓为陀螺形，具3~10个小穗；小穗斜展开，具8~28朵花；雄蕊3，花药长；柱头3，细长，伸出鳞片外。小坚果长圆状倒卵形。

【性味功效】辛、微苦、微甘，平。疏肝解郁，理气宽中，调经止痛。

【应用】用于治疗肝郁气滞、脘腹胀痛、消化不良、月经不调、经闭痛经、寒疝腹痛、乳房胀痛。

山姜

【别名】箭杆风、九姜连、九龙盘。

【来源】为姜科植物山姜*Alpinia japonica* Miq.的根状茎。

【辨认要点】多年生草本，高35~70cm。根茎横生，分枝。叶片通常2~5片；近无柄至具长达2cm的叶柄；叶舌2裂，长约2mm，被短柔毛；叶片披针形或狭长椭圆形，两端渐尖，两面，特别是叶下面被短柔毛。

【性味功效】辛，温。祛风通络，理气止痛。

【应用】用于治疗风湿性关节炎、跌打损伤、牙痛、胃痛。

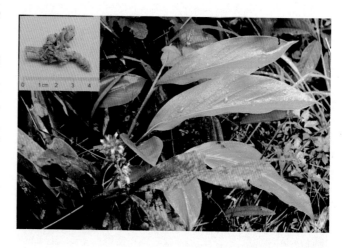

【性味功效】辛，温。活血调经，镇咳祛痰，消肿解毒。

【应用】用于治疗感冒咳嗽、气管炎、哮喘、风寒牙痛、脘腹冷痛、跌打损伤、遗尿、月经紊乱。

蘘荷

【别名】阳藿、羊藿姜、土里开花、盐藿。

【来源】为姜科植物蘘荷*Zingiber mioga*（Thunb.）Rosc.的根状茎。

【辨认要点】叶片披针形或椭圆状披针形，叶背被极疏柔毛至无毛；叶舌，膜质，总花梗长，花序近卵形，苞片红色，宽卵形或椭圆形，花萼膜质；花冠管白色，白色或稍带黄色，唇瓣倒卵形，浅紫色，花丝极短，花药室披针形，蒴果内果皮红色；种子黑色。

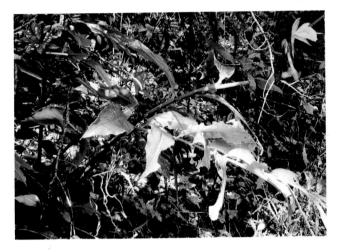

姜

【别名】生姜、姜根、百辣云、白姜、川姜。

【来源】为姜科植物姜*Zingiber officinale* Roscoe的根茎。

【辨认要点】多年生宿根草本。根茎肉质、肥厚、扁平，有芳香和辛辣味。叶披针形至条状披针形，先端渐尖基部渐狭，平滑无毛，有抱茎的叶鞘。穗状花序球果状，苞片卵形，淡绿色，顶端有小尖头；花冠黄绿色，裂片披针形；雄蕊暗紫色，花药长约9mm；药隔附属体钻状。

【性味功效】辛，微温。解表散寒，温胃止呕，化痰止咳，解鱼蟹毒。

【应用】用于治疗胃下垂胃弛缓、孕妇胃胀气、慢性肠炎。

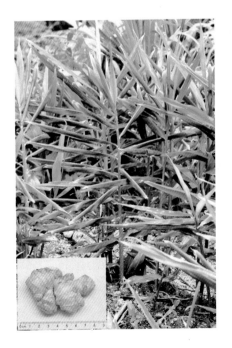

铁皮石斛

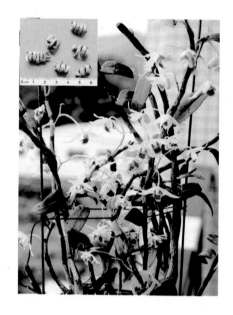

【别名】黑节草、云南铁皮。

【来源】为兰科植物铁皮石斛*Dendrobium officinale* Kimura et Migo的茎。

【辨认要点】茎直立，圆柱形，不分枝，具多节；叶二列，纸质，长圆状披针形，边缘和中肋常带淡紫色。总状花序常从落了叶的老茎上部发出；花苞片干膜质，长圆状披针形，萼片和花瓣黄绿色，近相似，长圆状披针形，唇瓣白色，基部具1个绿色或黄色的胼胝体，卵状披针形。

【性味功效】甘，微寒。生津养胃，滋阴清热，润肺益肾，明目强腰。

【应用】用于治疗降血糖、增强机体免疫力、促进腺体分泌和脏器运动。

盘龙参

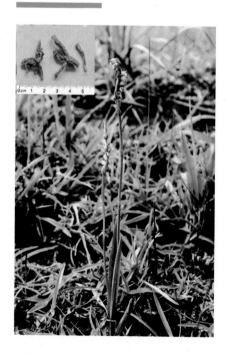

【别名】猪辽参、盘龙花、猪鞭草、猪潦子。

【来源】为兰科植物绶草*Spiranthes sinensis*（Pers.）Ames的根和全草。

【辨认要点】根数条，指状，肉质，簇生于茎基部。茎较短，近基部生2~5枚叶。叶片宽线形或宽线状披针形，极罕为狭长圆形，直立伸展。花茎直立上部被腺状柔毛至无毛；总状花序具多数密生的花，呈螺旋状扭转；中萼片狭长圆形，舟状先端稍尖，与花瓣靠合呈兜状。

【性味功效】甘、淡，平。滋阴益气，凉血解毒、涩精。

【应用】用于治疗虚热咳嗽、病后虚弱滋补、糖尿病、淋浊带下、毒蛇咬伤、痈肿。